Parkinson en de B1-therapie.

Daphne Bryan Phd

Translated by
Aaltje Braakman

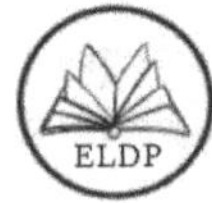

Contents

Voorwoord   vii

1. INTRODUCTIE   1
   Mijn verhaal.   2
   Dr. Antonio Costantini.   5
   Waarom heeft mijn dokter niet over deze therapie
   gehoord?   6

2. DE WETENSCHAP   9
   Wat is thiamine?   9
   Niet alleen maar een tekortkoming opheffen.   10
   Het verband tussen de ziekte van Parkinson en
   thiamine.   12
   Gepubliceerde wetenschappelijke
   onderzoeksartikelen.   13
   De theorieën.   19
   Bijwerkingen.   20
   Blik op de toekomst.   21

3. HET PROTOCOL   25
   Welke vorm van thiamine moet men gebruiken?   26
   Wat is de juiste dosis?   30
   Onderhoud.   37
   Inname van levodopamedicijnen en anderen
   vitaminesupplementen tijdens de B1-therapie.   38
   Veiligheid van hoge doses thiamine.   39
   Non-respondenten.   40
   Tot slot.   44

4. PUUR ANEKDOTISCH   45
5. TENSLOTTE.   73

Appendices   75

Symptoomverbeteringen bij gebruik van B1   77

Referenties.   83

Afkortingen   89

Nuttige websites en adressen.   91

Dankwoord   93

Over de schrijfster   95

Ik wil dit boek graag opdragen aan wijlen dr. Antonio Costantini, wiens protocol met hoge doses thiamine duizenden mensen heeft geholpen. Hij correspondeerde onvermoeibaar en zonder financiële beloning met mensen met parkinson over de hele wereld, om hen te helpen de voordelen te bereiken die met thiamine mogelijk waren zoals hij had ontdekt. Hij was werkelijk een geïnspireerde en genereuze man.

Alle opbrengsten van de verkoop van dit boek gaan naar https://www.gofundme.com/f/high-dose-thiamine-protocol waar fondsen worden geworven voor toekomstig onderzoek naar B1 voor parkinson.

Voorwoord

Meer dan 6 miljoen mensen wereldwijd lijden aan de ziekte van Parkinson, volgens recent onderzoek[1]. Symptomen van motorische en niet-motorische aard hebben invloed op hun leven en dat van hun geliefden en tot op heden is er geen echt geneesmiddel voor deze ziekte.

Toen ik neuroloog dr. Costantini ontmoette in 2010, was ik net begonnen aan mijn carrière bij de Voedsel- en Landbouworganisatie van de Verenigde Naties in Rome. Ik woonde nog in de kleine stad Viterbo, Italië, en forensde dagelijks per trein naar de VN. Dr. Costantini had een ontdekking gedaan, maar had steun nodig om zijn onderzoek naar een hoger niveau te tillen en het gepubliceerd te krijgen in peer-reviewed tijdschriften. Zoals elke wetenschapper was ik nieuwsgierig naar zijn eerste bevindingen, maar omdat ik zelf geen arts ben, was ik bijzonder voorzichtig om hem in zijn streven te volgen. Toen ik echter zijn eerste patiënt persoonlijk ontmoette, was ik verkocht. Zelfs mijn onervaren en ongekwalificeerde ogen konden de veranderingen niet negeren die in de conditie van deze patiënt optraden als gevolg van het hoge dosis thiamine (HDT)-protocol. Tegelijkertijd kon mijn geest, en bovenal mijn geweten, niet voorbijgaan aan het potentieel dat deze therapie miljoenen patiënten bood, zelfs al kon maar een fractie van die patiënten ervan profiteren, zoals de persoon die die dag voor mij stond. Vanaf dat moment, toen Antonio (dr. Costantini) zijn theorie over HDT en de effecten ervan uitlegde, was het mij duidelijk dat deze ontdekking hoe dan ook onze volledige aandacht verdiende.

De volgende acht jaren waren een wervelwind van zeer inspannende marathons achter onze laptops om manuscripten of revisies daarvan op tijd in te leveren, terwijl we bedolven werden onder stapels peer-reviewed artikelen, datasheets met evaluatieschema's van symptomen bij patiënten, en veel oude boeken over medicijnen. Gedurende het proces hadden we interactie met duizenden patiënten van alle continenten, allemaal op zoek naar hulp, klaar om de therapie te proberen en hun ervaringen met ons te delen. We realiseerden ons al gauw dat we pioniers waren in dit onderzoek net als de patiënten die vrijwillig besloten ons te steunen, met ons als team te werken, verbonden door een wederzijds doel en een gemeenschappelijke doelstelling: leren in hoeverre de HDT-therapie anderen verlichting kon brengen van de parkinsonsymptomen en onderzoeken hoe dit ons zou kunnen helpen om de ziekte van Parkinson beter te begrijpen, om ons een stap dichter bij echte genezing te krijgen in plaats van een behandeltherapie.

Onze kleine groep wetenschappers had geen financiële middelen en beperkte personele middelen om een klinische proef van topkwaliteit uit te voeren, die nodig was om onze aanvankelijke bevindingen te valideren en alleen case-reports waren behapbaar voor ons. Naarmate het aantal patiënten groeide, hoopten we dat ook het aantal artsen en neurologen die interesse hadden om met ons samen te werken, zou zijn toegenomen en daarmee ook onze kansen om vooruitgang te boeken in dit streven. Helaas kwam onze wens niet uit, maar er was één neuroloog, dr. Roberto Fancellu, die zich bij ons team voegde louter op basis van observaties van de anders geheel onverklaarbare verbeteringen bij één van zijn patiënten.

Met dr. Fancellu hebben we onze publicaties uitgebreid evenals onze deelname aan nationale en internationale conferenties, waar we ons werk presenteerden en steun vroegen van de wetenschappelijke gemeenschap. Hoewel onze interventies altijd goed worden ontvangen, er vele handen worden geschud en er felicitaties alom zijn, kwamen we er al gauw achter dat de samenwerkingsgeest een vedergewicht is in de wetenschappelijke gemeenschap van de neurologie tegenover de hevige concurrentie voor succes en persoonlijke bevestiging. We moesten zelf een weg vinden om dit probleem te overwinnen.

Met grote moeilijkheden voor een kleine groep uit de Italiaanse provincie maar met de onschatbare bijdrage van parkinsonpatiënten uit de Verenigde Staten, benaderden we de Michael J. Fox stichting nog maar eens in 2019 en dienden het jaar erop een financieringsvoorstel in voor een klinische fase II studie. Onze inspanningen waren opmerkelijk, maar niet toereikend om de tweede en laatste evaluatiefase door te komen, voornamelijk als gevolg van het ontbreken van een infrastructuur achter ons die onze hypothese met onderzoek naar mogelijke biomarkers kon ondersteunen. Tenminste, zo werd geoordeeld.

Dr. Costantini stierf in mei 2020 en liet ons achter zonder leider en een leegte die niet kan worden gevuld. Hoewel we verslagen zijn door zijn verlies zijn we van plan zijn nalatenschap voort te zetten en aandacht te vragen voor het potentieel van zijn ontdekking. We hebben een stichting opgezet, de HDT-Foundation, om ons werk te verspreiden en expertise te vergroten om zijn werk voort te zetten, om te beginnen met een gofundme-campagne om fondsen te werven via een betrouwbaar kanaal voor vrijwillige bijdragen. Dit allemaal terwijl we nog steeds ons best doen patiënten te helpen die ons om medisch advies vragen.

Tenslotte, toen Daphne Bryan ons schreef over het geweldige idee voor dit boek, waren we zeer verheugd om te kunnen bijdragen aan de productie hiervan. Dit boek is een kritische hulp bij de verspreiding voor talloze mannen en vrouwen die aan parkinson lijden en die baat zouden kunnen hebben bij de HDT-therapie. Ondanks de kritiek, de scepsis en het gebrek aan steun van de wetenschappelijke gemeenschap, is het nog steeds ons doel om een dubbelblind, klinisch onderzoek uit te voeren naar de effectiviteit van HDT op de symptoombeheersing bij patiënten met parkinson.

Onze dank gaat uit naar onze patiënten en vrienden die hebben bijgedragen aan het creëren van de HDT-gemeenschap van pioniers, via direct contact of steun aan ons, of via sociale media en forumgroepen. Onze waardering kan niet in woorden worden uitgedrukt, maar heel hartelijk dank aan allen.

We hopen dat u, door dit boek te lezen, meer over HDT-therapie te weten komt en er voordelen voor uzelf uit haalt, of voor één van de 6 miljoen mensen die nog elke dag lijden aan de ziekte van Parkinson. We geloven er echter heilig in dat de wetenschappelijke gemeenschap een plicht heeft ons in dit onderzoek te volgen en te luisteren naar de oproep van zo veel patiënten om een onbevooroordeeld en diepgaand onderzoek naar thiamine en de symptomen van parkinson in te stellen.

Marco Colangeli MSc.

Wetenschappelijk directeur van de HDT Foundation.

---

1. The Lancet 2018. The burden of Parkinson's disease: a worldwide perspective. Verkrijgbaar bij The burden of Parkinson's disease: a worldwide perspective - The Lancet Neurology.

1. Introductie

200 jaar geleden werd James Parkinsons "Essay on the Shaking Palsy" (Parkinson 1817) gepubliceerd. Daarin beschrijft hij de karakteristieke diagnostische kenmerken van de aandoening die zijn naam kreeg. Vooruitgang in de behandeling van deze aandoening is echter traag en zijn hoop dat er een geneesmiddel zou worden ontdekt, of zelfs een manier om de ziekte te vertragen, blijft grotendeels een wensdroom.

Parkinson is een progressieve neurodegeneratieve aandoening die gekenmerkt wordt door motorische symptomen zoals tremor, rigiditeit, vertraagde bewegingen, constipatie en evenwichtsproblemen, en niet-motorische symptomen zoals het verlies van reukzin, angst, depressie, apathie, vermoeidheid, pijn en slaapproblemen. Het neuropathologische kenmerk van parkinson is de degeneratie van pigmenthoudende dopaminerge neuronen in de substantia nigra met de toevoeging van andere kernen (Costantini e.a. 2015). Er is berekend dat tegen de tijd dat een persoon merkt dat er iets mis is, het neuronenverlies 68% is in het laterale ventrale deel en

48% in het caudale gebied van de substantia nigra (Kordower e.a. 2013). Levodopa, (merknamen onder andere Sinemet en Madopar) is al meer dan 50 jaar de gouden standaard en de meest doeltreffende medicatie, met alternatieven waaronder dopamine-agonisten, monoamine-oxidase ß-remmers en amantadine (Poewe e.a. 2010). Geen van deze medicijnen echter herstelt of beperkt de schade die de ziekte veroorzaakt, noch stoppen ze de progressie. Bovendien kan levodopa tot bijwerkingen leiden die hinderlijker zijn dan de aanvankelijke symptomen die het moest verlichten, zoals dyskinesie. Maar wat als er nu een simpele, goedkope, makkelijk verkrijgbare vitamine zou zijn die symptomen aanzienlijk zou kunnen verbeteren en de ziekte zou kunnen vertragen?

Dit boek heeft als doel een therapie te beschrijven die gebruik maakt van hoge doses thiamine (vitamine B1). Het is beschikbaar voor iedereen met parkinson, in welk stadium dan ook, en werd vanaf 2011 ontwikkeld en succesvol toegepast bij zijn patiënten door een Italiaanse neuroloog. Maar voordat ik inga op de wetenschap, de theorieën en het onderzoek achter de therapie en wat die inhoudt, zal ik uitleggen wie ik ben, waarom ik dit boek schrijf en wat mijn eigen ervaring met deze therapie is.

Mijn verhaal.

Ik ben geen arts. Ik ben iemand met parkinson die de afgelopen vier en een half jaar met succes hoge dosis thiamine gebruikt om mijn gezondheid enorm te verbeteren. Het doel van dit boek is om alle informatie die momenteel beschikbaar is over deze therapie samen te brengen en duidelijk te presenteren, zodat iemand met parkinson met hulp van zijn/haar arts de therapie zelf kan toepassen. De informatie die in dit boek gebruikt wordt om de theorie te bespreken is afkomstig uit drie bronnen van onderzoek. Ik zal voornamelijk verslag doen van het advies van dr. Costantini, de neuroloog die deze therapie ontwikkelde en gebruikte bij zijn patiënten. Ik zal hier relevante informatie aan toevoegen van andere artsen en van voedingsdeskundigen die hoge doses thiamine gebruiken bij hun patiënten om uiteenlopende gezondheidsproblemen op te lossen. Tenslotte zal ik anekdotische verslagen toevoegen van een grote internationale groep mensen die de therapie gebruiken om hun parkinson te behandelen.

Mijn verhaal met betrekking tot deze therapie begon in 2017, toen een vriend mij een artikel stuurde over de Italiaanse neuroloog dr. Antonio Costantini die zijn patiënten behandelde met zeer hoge doses vitamine B1 (ook bekend als thiamine) en hun symptomen met maximaal 70% zag verbeteren. Het artikel vermeldde ook dat in de vijf jaar dat hij zijn patiënten met B1 had behandeld, hun ziekte niet was verergerd. Ik was zeven jaar eerder gediagnosticeerd met parkinson en was erop gebrand er alles aan te doen om de progressie te vertragen en dus besprak ik de therapie met mijn dokter en neuroloog bij de eerstvolgende afspraak. Hoewel ze niet hadden gehoord van hoge dosis thiamine-behandeling bij parkinson, wisten ze wel dat het gebruikt werd voor herstelbehandelingen van alcoholisten en ze vonden het een goed idee dat ik B1 zou nemen, dus ik bestelde tabletten. Ik verwachtte geen wonderen. Eigenlijk vond ik het verhaal bijna te mooi om waar te zijn, dus ik voegde B1 toe aan mijn stapeltje supplementen en ging mijn dagelijkse gang zonder er al te veel aan te denken.

Het eerste symptoom dat verbeterde was vermoeidheid. Eigenlijk had ik niet gemerkt dat dit gebeurde en realiseerde ik me pas dat ik meer energie had toen ik een vriend vertelde over alle nieuwe hobby's die ik was begonnen. Mijn leven was vanwege de vermoeidheid, die vaak voorkomt bij parkinson, nogal beperkt geworden, maar nadat ik met B1 begonnen was ging ik een koor dirigeren, pianoles geven, Italiaans leren en begon ik met aquarelleren!

Ik merkte het volgende symptoom van verlichting ook niet op. Ik had al jaren massages en tijdens een afspraak merkte mijn behandelaar nieuwe zachtheid en elasticiteit op in de spieren en het zachte weefsel van mijn lichaam. De meeste mensen die de diagnose parkinson krijgen merken dat hun spieren stijver worden. Ze houden hun nek en schouders wat stijver, raken de expressie in hun gezicht kwijt en vinden het moeilijker om hun armen te zwaaien bij het lopen. Twee jaar eerder had ik het voor elkaar gekregen de bovenkant van mijn bovenarm te breken door zo maar uit te glijden en onhandig aan mijn schouder te trekken, zo erg was de spanning in mijn spieren. Nadat mijn therapeut de verandering had opgemerkt begonnen vrienden me ook te vertellen dat ik veel sneller en vloeiender bewoog. Een vriendin zei dat ik nu van oor tot oor lachte, en ik had de verandering toch helemaal niet gemerkt. Ik denk dat ik de verlichting van de symptomen niet had opgemerkt, want als een beweging moeilijk is, focus je je op het maken van die beweging en als een beweging makkelijk is, focus je je op het einddoel van die beweging en heb je geen aandacht voor je goede of slechte motoriek.

Tevens verminderden mijn angst en depressie en verbeterde mijn reukzin. Deze veranderingen verliepen echter wel heel geleidelijk, waarschijnlijk gedurende drie tot zes maanden. Op het moment dat ik dit schrijf gebruik ik al vier en een half jaar B1. Ik heb veel symptomen zien verdwijnen en heb geen echte progressie van de ziekte gemerkt. Maar hoe kan ik zeker weten dat het de B1 was die deze verbeteringen veroorzaakten?

In de eerste plaats had ik in mijn geval geen veranderingen aangebracht in mijn protocol. Ik verhoogde mijn levodopamedicatie niet en voegde ook geen andere supplementen toe gedurende deze periode. Aangezien de B1 de enige verandering was die ik had aangebracht, is het zeer aannemelijk dat B1 de verbeteringen veroorzaakte. Bovendien, toen ik tijdelijk met B1 stopte kwamen symptomen na een paar dagen terug, in het bijzonder de vermoeidheid. Verder geloof ik dat B1 verantwoordelijk was voor de veranderingen in mijn parkinson vanwege het type verbeteringen dat optrad. Dr. Costantini had opgemerkt dat niet-motorische symptomen zoals vermoeidheid, verlies van gevoel of reuk, slecht slapen, darmproblemen en pijn "vaak compleet werden verlicht door hoge dosis thiamine, terwijl tot op heden geen andere therapie een soortgelijke effectiviteit heeft getoond tegen niet-motorische symptomen" (www.highdosethiamin.org). Maar wie was die neuroloog dr. Costantini?

Dr. Antonio Costantini.

Dr. Antonio Costantini werkte in Viterbo, Italië. Tegen de tijd dat ik voor het eerst over hem las behandelde hij meer dan 2700 patiënten met thiamine, (sommigen persoonlijk, sommigen via e-mail), waarbij hij thiamine gebruikte als een toegevoegde behandeling naast de standaard parkinsonmedicatie van de patiënten. Gedurende de pakweg vijf jaar waarin hij deze patiënten had behandeld, zag hij geen duidelijke progressie van de ziekte, terwijl de vermindering van symptomen duidelijk zichtbaar was.

Hij publiceerde zijn eerste studie over hoge dosis thiamine voor parkinson in 2013 en publiceerde een langere studie met co-auteurs in 2015. Naast verbetering van symptomen, verminderde de hoge dosis thiamine therapie ook bijwerkingen zoals dyskinesie, die vaak optreden wanneer traditionele medicijnen worden gebruikt. Maar hij gebruikte de hoge dosis thiamine therapie niet alleen bij zijn parkinsonpatiënten. Hij werkte al sinds 2010 met de therapie bij verschillende gezondheidsproblemen en publiceerde studies over het gebruik van thiamine bij fybromyalgie (Costantini e.a. 2013 E), essentiële tremor (Costantini e.a. 2018 B), spinocerebellaire ataxie type 2 (Costantini e.a. 2013 A), Hashimoto's thyroïditis (Costantini e.a. 2014 B), multiple sclerose (Costantini e.a. 2013 C), clusterhoofdpijn (Costantini e.a. 2018 A) en veel meer.

Dr. Costantini werkte met zijn eigen patiënten face-to-face, maar gaf ook zeer gul zijn tijd aan patiënten van over de hele wereld om hen persoonlijk advies te geven, via e-mail en zonder kosten. Helaas kwam dit tot een abrupt einde toen hij een aantal jaren geleden een post-operatief herseninfarct kreeg en Covid-19 opliep tijdens zijn herstel, waaraan hij in mei 2020 overleed.

Waarom heeft mijn dokter niet over deze therapie gehoord?

Als het idee nieuw voor u is dat een simpele vitamine symptomen kan verbeteren waar medicatie faalt, vraagt u zich nu misschien af: Waarom heeft mijn dokter mij daar niets over verteld? Het antwoord is waarschijnlijk tweeledig. Ten eerste zijn artsen erop getraind om medicijnen en operaties voor gezondheidsproblemen te vinden, terwijl voeding maar een erg klein deel is van hun opleiding. Ten tweede, om een nieuwe behandeling geaccepteerd te krijgen in de medische wereld is het nodig dat een rigoureus, dubbelblind, placebo-gecontroleerd multi-gebaseerd onderzoek de hypothese ondersteunt. Er zijn gepubliceerde collegiale studies beschikbaar over hoge dosis thiamine therapie, maar dat zijn ofwel pilot-studies of case-studies. Dr. Costantini's collega's hebben een groot, dubbelblind, placebo-gecontroleerd onderzoek gepland maar hebben tot nu toe niet de benodigde financiële middelen bijeen kunnen krijgen om het uit te voeren. Het is triest te bedenken dat er grote aantallen parkinsonpatiënten zijn in de hele wereld die met levensbeperkende symptomen worstelen, terwijl ze op een B1-protocol misschien van een gemakkelijker leven zouden kunnen genieten. Ik moet hierbij vermelden dat het Italiaanse team een 'go-fund-me'-pagina op de website hebben. Mocht iemand willen doneren aan dit onderzoeksproject, ga dan naar gofundme.

Dit hoofdstuk heeft alleen maar de therapie geïntroduceerd. Ik verwacht niet dat mijn persoonlijke verhaal alleen al iemand zal overtuigen dat hoge dosis thiamine een therapie is die het proberen waard is. In hoofdstuk 2 kijk ik naar het bredere bewijs van succes met thiamine en presenteer ik het onderzoek waarin de effecten van thiamine op parkinsonpatiënten is bestudeerd. De theorieën van de auteurs over wat de fysiologische effecten zouden kunnen zijn van hoge dosis thiamine op parkinsonpatiënten worden gepresenteerd. Het doel van hoofdstuk 3 is om duidelijk uit te leggen hoe de therapie moet worden toegepast en hoofdstuk 4 behelst persoonlijke verslagen van mensen die hebben ondervonden dat hoge dosis thiamine hun symptomen heeft verminderd en, zoals sommigen zeggen "hun leven terug heeft gegeven".

2. De Wetenschap

Het doel van dit hoofdstuk is om de wetenschap achter de hoge dosis thiamine therapie te onderzoeken, te begrijpen wat vitamines zijn, wat hun effect is op het lichaam en in het bijzonder het effect van B1 (thiamine). We zullen nagaan hoe thiamine wordt gebruikt in deze therapie, de veiligheid ervan, en theorieën achter het positieve effect op parkinsonpatiënten. Tenslotte zullen de bevindingen besproken worden van verscheidene studies die de therapie bij parkinsonpatiënten hebben onderzocht.

Wat is thiamine?

Thiamine is de eerste van de B-vitamines. Deze werd voor het eerst geïsoleerd in 1926 en gesynthetiseerd in 1936. Een vitamine is een organische verbinding die een organisme in kleine hoeveelheden nodig heeft voor normale celfunctie, groei en ontwikkeling. Essentiële voedingsmiddelen kunnen niet of niet in voldoende mate in het lichaam gesynthetiseerd worden en moeten daarom binnengekregen worden door voeding. Er zijn 13 essentiële vitamines. Vitamine A, C, D, E, K en de B-vitamines (thiamine B1, riboflavine B2, niacine B3, pantotheenzuur B5, B6, biotine B7, foliumzuur B9 en B12). De B-vitamines, een groep essentiële voedingsstoffen, zijn nodig om het lichaam te helpen voedsel in energie om te zetten, wat bekend staat als metabolisme. B-vitamines maken ook nieuwe bloedcellen aan en houden huidcellen, hersencellen en andere lichaamsweefsels gezond. Samen worden ze vitamine B-complex genoemd.

Niet alleen maar een tekortkoming opheffen.

De hoge dosis thiamine therapie gebruikt doses die veel hoger zijn dan de doses die nodig zijn voor het opheffen van een gebrek. Dr. Derrick Lonsdale is een specialist in therapieën gebaseerd op voedingsstoffen en schrijver van meer dan 100 wetenschappelijke artikelen, waarvan veel over hoge dosis thiamine. Hij wijst erop dat het gebruik van hoge doses vitamines de vitamines in geneesmiddelen veranderen (Lonsdale 2021). De dagelijks aanbevolen hoeveelheid thiamine voor een individu is slechts 1.1 mg voor vrouwen en 1.2 mg voor mannen (www.mayoclinic.org). Zelfs bij een gebrek aan thiamine is de aanbevolen dosering per dag slechts tussen 5 mg en 30 mg (www.medlineplus.gov). De therapeutische dosis die wordt gebruikt in dr. Costantini's B1-protocol kan echter wel oplopen tot 4000 mg oraal per dag. Het simpelweg aanpakken van een gebrek verklaart niet de opmerkelijke verbetering van symptomen die wordt gezien bij een hoge dosis thiamine. Als de therapie niet het corrigeren van een gebrek is, wat doet de hoge dosis thiamine dan precies wel?

Men denkt dat hoge doses thiamine het cellulaire energiemetabolisme, dat verstoord of geremd is door andere factoren, kunnen beïnvloeden. Cellen hebben energie nodig om efficiënt te functioneren. De theorie achter deze therapie is dat door het gebruik van hoge doses thiamine bepaalde enzymen die betrokken zijn bij de energiestofwisseling, worden gestimuleerd en dat de stofwisselingsfunctie van de cellen wordt hersteld, zodat die hun werk weer efficiënt kunnen doen. (Elliot Overton. YouTube - 'Mega Dose Thiamine: Benefits beyond addressing deficiency'). Enzymen zijn een soort eiwitten die het lichaam gebruikt als katalysator om biochemische reacties te versnellen. Ze zijn verantwoordelijk voor het aansturen van de betrokken reacties voor praktisch elke bekende functie van het menselijk lichaam. Vitamines en mineralen fungeren als helpers voor specifieke enzymen om naar behoren te werken. ('Nutrition and Functional Medicine'. Elliot Overton www.eonutrition.co.uk).

Dr. Costantini's interesse in hoge dosis thiamine begon in 2011, toen hij een man met spinocerebellaire ataxie type 2 behandelde. Als gevolg van injecties met hoge doses thiamine verbeterden de vermoeidheid en de motorische symptomen van de man. Op basis hiervan formuleerde dr. Costantini de hypothese dat bij sommige erfelijke en degeneratieve ziektes van het zenuwstelsel, symptoomontwikkeling in verband kon worden gebracht met een gebrek aan thiamine in een bepaald gebied of gebieden. Hij suggereerde dat dit ofwel te wijten was aan een dysfunctie in het intracellulaire transport van thiamine, ofwel een gevolg van structurele abnormaliteiten in enzymen. Deze dysfunctie, dacht hij, zou kunnen reageren op hoge doses thiamine (Costantini e.a. 2013). Costantini publiceerde vervolgens een aantal klinische studies met mensen bij wie hoge doses thiamine werden gebruikt voor verschillende gezondheidsproblemen. Deze studies omvatten spinocerebellaire ataxie type 2 (Costantini e.a. 2013 A), Friedreichs ataxie (Costantini e.a. 2013 B en Costantini e.a. 2016 C), vermoeidheid bij multiple sclerose (Costantini e.a. 2013 C), prikkelbare darm (Costantini e.a. 2013 D), vermoeidheid na een beroerte (Costantini e.a. 2014 A), Hashimoto's thyroïditis (Costantini e.a. 2014 B), dystonie (Costantini e.a. 2016 A), myotone dystrofie type 1 (Costantini e.a. 2016 B), chronische cluster hoofdpijn (Costantini e.a. 2018 A), essentiële tremor (Costantini e.a. 2018 B) en de ziekte van Parkinson (Costantini e.a. 2013, Costantini e.a. 2015).

Het verband tussen de ziekte van Parkinson en thiamine.

Verscheidene studies hebben factoren gepresenteerd die thiamine in verband kunnen brengen met de ziekte van Parkinson, dopamine en neurologische aandoeningen (Lu'o'ng & Nguyen 2012). Thiamine is een co-factor van enzymen die betrokken zijn bij fundamentele routes van energetisch celmetabolisme (transketolase, alpha-keto-zuur decarboxylase, pyruvaat dehydrogenase, alpha-keto-glutaraat dehydrogenase) (Costantini e.a. 2015). Mizuno e.a. (1994) rapporteerden een verminderde activiteit van thiamine difosfaat-afhankelijke enzymen in de nigrale neuronen van patiënten met parkinson. Lu'o'ng en Nguyen (2013) vermeldden verscheidene studies die een verband tonen tussen dopamine en thiamine. Één studie onderzocht ratten die een dieet zonder thiamine kregen, waardoor ze een rattendodende agressie ontwikkelden. Toen ze dopamine kregen werd de agressie onderdrukt die veroorzaakt werd door het thiaminetekort (Onodera 1987). Parkinsonpatiënten die levodopamedicatie krijgen vertonen aanzienlijk hogere niveaus van thiaminedifosfaat en van totale thiamine in de cerebrospinale vloeistof dan patiënten die niet met dit geneesmiddel worden behandeld (Jimenez-Jimenez e.a. 1999), waarmee een verder verband tussen thiamine en dopamine blijkt. Sjoquist e.a. (1988) deden er verslag van dat een thiaminegebrek de concentratie bleek te verlagen van dopamine in het striatum, een nucleus in de basale ganglia. Gold e.a. (1998)

merkten op dat 70% van hun parkinsonpatienten een laag thiaminegehalte in het plasma had en 33% had een laag gehalte in de rode bloedcellen, waarmee een verder verband tussen thiamine en de ziekte van Parkinson werd aangetoond. Tenslotte behandelden Merkin-Zaborsky e.a. (2001) met succes negen patiënten die acute neurologische aandoeningen hadden met thiamine.

Gepubliceerde wetenschappelijke onderzoeksartikelen.

Er zijn drie studies die specifiek gekeken hebben naar het effect van een regime met hoge dosis thiamine op mensen met parkinson. Een Amerikaanse studie door Lu'o'ng en Nguyen (2012) is een voorlopig rapport van vijf case-studies over het effect van hoge dosis thiamine op mensen met parkinson. Dr. Costantini en zijn collega's in Italië zijn schrijvers van twee andere gepubliceerde artikelen. Het eerste (Costantini e.a. 2013) doet verslag van het effect van hoge dosis thiamine op drie mensen met parkinson. Het tweede (Costantini e.a. 2015) is een veel uitgebreidere en langere studie die het effect volgt van de therapie op 50 mensen met parkinson, gedurende een periode variërend tussen 95 en 831 dagen.

In de case-studies van Lu'o'ng en Nguyens (2012) werden vijf mannelijke parkinsonpatiënten tussen 65 en 82 jaar oud gevolgd die tussen 3 en 16 jaar eerder waren gediagnosticeerd. Ze toonden vergelijkbare symptomen: maskerachtig gezicht, haperend knipperen, tremor, parkinsonachtig lopen met verminderde armzwaai en af en toe verstijving en bradykinesie (traagheid van bewegen). De patiënt in casus 4 had ook moeite met het uitspreken van woorden door continu kwijlen en de patiënt in casus 3, 68 jaar oud, vertoonde enig geheugenverlies. Elke patiënt kreeg dagelijks thiamine injecties. Voor de casussen 1 en 5 was de dosering 100 mg thiamine per injectie per dag, terwijl dit voor casussen 2, 3 en 4 200 mg per injectie per dag was. Er wordt niet uitgelegd waarom voor deze doseringen werd gekozen. Het leek geen verband te houden met hun thiaminegehalte van voor de proefperiode, aangezien casus 1 het laagste gehalte had, en dit een hogere behoefte suggereerde, maar deze persoon kreeg de laagste dosis per injectie. Het leek ook geen verband te houden met de tijdsduur tussen de diagnose en de proef, aangezien de diagnose van casus 5 het langst geleden was en toch kreeg deze persoon de laagste dosis.

Op de vierde dag van het onderzoek werden de vijf patiënten nogmaals geobserveerd en ze toonden zeer significante verbeteringen. Ze hadden allemaal minder verstijving in het gezicht en er werd gezegd dat ze 'glimlachten'. Het lopen was verbeterd met langere passen en meer armzwaai. Ook leek de tremor in alle gevallen verminderd te zijn. Het is enigszins teleurstellend dat de onderzoekers zichzelf beperkten tot waarneembare motorische symptomen om verandering te peilen en geen opmerkingen maakten over mogelijke niet-motorische veranderingen zoals in vermoeidheid, angst, hersenmist, apathie, slaap etc., waarvan we nu weten dat die soms een vroeg teken zijn van een positief B1-effect. Na tien dagen werd de reguliere parkinsonmedicatie levodopa van de casussen 2, 3 en 4 gestopt 'zonder enig effect op hun beweging'. Casussen 1 en 5 waren in verdere vervolgstudies niet gevolgd.

Hoewel deze studie duidelijk aantoont dat parkinsonpatiënten in korte tijd zeer gunstig kunnen reageren op hoge doses thiamine, werpt zij meer vragen op dan ze beantwoordt. Helaas was het een zeer korte studie zonder informatie over wat er gebeurde met de casussen 2, 3 en 4 na het tiendaagse vervolgonderzoek en is niet bekend of zij doorgingen met hun dagelijkse injecties met 200 mg thiamine. In hun onderzoek hadden Lu'o'ng en Nguyen een aanzienlijk hogere dosis gebruikt dan Costantini en zijn collega's (2012, 2015). Costantini bemerkte - en persoonlijke ervaringen hebben mij dat geleerd - dat de symptomen kunnen verergeren als de dosis voor een individu te hoog is. Konden de patiënten in deze studie dat vermijden? En tenslotte: hoe lang gingen deze drie deelnemers succesvol door zonder medicatie toen ze van hun medicijnen werden afgehaald?

Costantini en zijn collega's werkten in Viterbo in Italië en hun case-studies (2013) gingen over drie pas gediagnosticeerde parkinsonpatiënten die nog geen medicijnen kregen, twee vrouwen en een man tussen 74 en 79 jaar oud. De patiënten werden eerst beoordeeld op basis van de Unified Parkinson's Disease Rating Scale (UPDRS). Één patiënt werd ook beoordeeld op de Fatige Severity Scale (FSS). Ze vertoonden elk bradykinesie, rigiditeit, maskerachtig gezicht met infrequent knipperen, geen armzwaai bij het lopen en een voortdurende tremor in rust. Hun totale plasmatische thiamine werd getest en bevond zich binnen de gezonde referentie-uitersten. Elke patiënt kreeg twee keer per week 100 mg thiamine parenteraal (per injectie) voorgeschreven. Dit is aanzienlijk minder dan de dagelijkse dosering gebruikt door Lu'o'ng en Nguyen. De patiënten van dr. Costantini kregen ook gelijktijdig met hun B1 een lage dosis van andere vitamines uit de B-groep. Na 15 dagen werden de drie deelnemers opnieuw onderzocht.

Alle drie vertoonden ze nu een normale spierspanning met een vermindering van tremor in rust en een toename van armzwaai bij het lopen. Hun UPDRS-scores toonden aanzienlijke verbeteringen van symptomen. De vermoeidheid van casus 3 verdween bijna helemaal. Costantini concludeerde dat parkinsonsymptomen de manifestatie zijn van een gebrek aan thiamine, waarschijnlijk als gevolg van een dysfunctie van de actieve transport van thiamine binnen cellen of als gevolg van structurele enzymatische abnormaliteiten.

Hij geloofde dat thiamine-injecties een belangrijke rol kunnen spelen in het herstel van overlevende neuronen en in het beperken van de progressie van de ziekte, omdat de dysfunctie van thiamine-afhankelijke processen een primaire pathogene route zou kunnen zijn die leidt tot het afsterven van dopaminerge en niet-dopaminerge neuronen in parkinson. (Costantini e.a. 2013, Jhala and Hazell 2011).

Costantini en zijn collega's noemen drie 'leerpunten'. Ten eerste dat dat behandeling onmiddellijk beschikbaar is. Ten tweede dat er geen studie in de literatuur te vinden is die bijwerkingen heeft beschreven die aan een dagelijks gebruik van een hoge dosis thiamine kunnen worden gelinkt. En ten derde dat hun casusbeschrijving een sprankje hoop biedt op de behandeling van de ziekte van Parkinson.

Het onderzoek van Costantini en zijn collega's in 2013 volgde de drie case-studies slechts voor een periode van 15 dagen. Hun onderzoek in 2015 streefde ernaar een grotere en langere studie te leveren. Er werden 50 patiënten met parkinson gerekruteerd, 33 mannen en 17 vrouwen. Hun gemiddelde leeftijd was 70 en de gemiddelde duur van hun ziekte was zeven jaar. Zeven patiënten gebruikten nog geen medicijnen voor parkinson. Bij aanvang waren ze allemaal beoordeeld op basis van de Unified Parkinson's Disease Rating Scale (UPDRS) en de Fatigue Severity Scale (FSS). Toen werden ze behandeld met 100 mg thiamine, intramusculair geïnjecteerd, twee keer per week, zonder enige veranderingen in hun parkinsonmedicatie of persoonlijke therapie. Alle patiënten werden na een maand geëvalueerd en daarna om de drie maanden tijdens de behandeling. De follow-up periode duurde tussen 95 en 831 dagen.

Behandeling met thiamine-injecties leidde tot duidelijke verbeteringen in motorische symptomen onder de vijftig deelnemers. Dit verschilde niet tussen mannelijk of vrouwelijk, jonger of ouder, of tussen degenen die parkinsonmedicatie namen en die dat niet deden. De duur van de ziekte maakte wel verschil: zij die al langer ziek waren verbeterden aanzienlijk meer dan de pas gediagnosticeerden. Diegenen die vermoeidheid hadden gemeld voorafgaand aan de behandeling met thiamine merkten dat hun energieniveau enorm verbeterde. De drie patiënten met duidelijke kenmerken van dementie bij aanvang, toonden verbeterde cognitieve scores bij de follow-up. De patiënten verbeterden gedurende ongeveer drie maanden en behielden dat niveau van verbetering voor de rest van de studie. Geen van de patiënten die levodopamedicatie kreeg hoefde de dosis te verhogen gedurende de studie en diegenen die geen parkinsonmedicatie hadden aan het begin, hoefden er niet aan te beginnen. Geen van de patiënten ervoer nadelige effecten van het nemen van thiamine en niemand hoefde de behandeling te stoppen.

Costantini wees op beperkingen in zijn studie van 2015, waarvan het ontbreken van een placebo-gecontroleerd element het meest relevant was, hoewel klinische verbeteringen die waargenomen werden bij zijn patiënten continu doorgingen en stabiel waren tijdens een lange periode van follow-up, wat niet wijst op een placebo-effect. Hij maakte er ook een punt van om thiaminetherapie aan zijn patiënten voor te stellen zonder hen enige informatie te geven over de mogelijke uitwerking daarvan. Bovendien probeerde hij selectie-bias te vermijden door elke opeenvolgende patiënt met parkinson die zijn afdeling bezocht, op te nemen in het onderzoek, zonder te selecteren. Voor Costantini was hoge dosis thiamine een toegevoegde therapie om te gebruiken naast parkinsonmedicatie als de patiënt daarmee was begonnen. Hij probeerde niet om patiënten van de levodopa af te krijgen gedurende het onderzoek, ook al toonden ze significante verbeteringen in hun symptomen. Anders dan Lu'o'ng en Nguyen (2012), presenteerde Costantini thiamine niet als een geneesmiddel en hij geloofde dat medicijnen zoals levodopa nog steeds een belangrijke rol speelden in de totale behandeling van patiënten. Hij meende dat hoge dosis thiamine alleen niet kon leiden tot volledige regressie van motorische symptomen, tenzij de ziekte nog maar zeer recent was begonnen. Dit zou zo kunnen zijn, meende hij, omdat, ook al herstelt thiamine overlevende cellen en lijkt het de ontwikkeling van de ziekte te stoppen, het aantal cellen dat onaangetast was door de ziekte beperkt was en niet in staat was om alle functionele systemen te vervangen die afhankelijk zijn van een gezonde substantia nigra (www.highdosethiamine.org).

Zowel Lu'o'ng en Nguyen (2012) als Costantini e.a. (2013, 2015) gaven hun patiënten 'parenterale thiamine', wat betekent dat de dosis werd toegediend per injectie. Lu'o'ng en Nguyen halen verscheidene studies aan die suggereren dat intestinale absorptie van thiamine, door B1 oraal in te nemen, verstoord zou kunnen zijn. Pfeiffer (2003) zegt dat gastro-intestinale dysfunctie veel voorkomt bij parkinsonpatiënten en mogelijk effect kan hebben op therapeutische interventie. Baum en Iber (1984) suggereren dat, hoewel intestinale opname van thiamine voldoende is bij jongeren, deze kan afnemen bij het ouder worden. Baker e.a. (1980) toonden aan dat alleen intramusculaire toediening van thiamine het gebrek op juiste manier kan corrigeren bij personen boven de 60. Zoals in de volgende twee hoofdstukken getoond zal worden, wordt orale inname van thiamine zowel aanbevolen als zeer succesvol gevonden in veel gevallen waar een injectie niet beschikbaar is, maar de dosering moet hoog genoeg zijn om gastro-intestinale absorptieproblemen op te vangen.

De theorieën.

Costantini en zijn collega's (2015) stelden dat "de verbetering van het energetisch metabolisme van de overlevingsneuronen in de substantia nigra als gevolg van de hoge doses thiamine, zou kunnen leiden tot verhoogde synthese en afgifte van de endogene dopamine, een verhoogde activiteit van thiamine-afhankelijke enzymen of een betere benutting van exogene levodopa". Er was geen thiaminegebrek in het bloed bij de uitgangswaarden en het feit dat hoge doses thiamine zo'n positief effect hadden op de symptomen leidde tot Costantini's suggestie dat parkinsonsymptomen te wijten zijn aan een gebrek aan thiamine in neuronen, waarschijnlijk als gevolg van dysfunctie van het actieve intracellulaire transport van thiamine of ten gevolge van structurele enzymatische afwijkingen.

Bovendien is er een interessant verband tussen thiamine en alfa-synucleïne. Mutaties in alfa-synucleïne worden geassocieerd met vroege familiaire ziekte van Parkinson en het eiwit aggregeert abnormaal in de ziekte van Parkinson, de zickte van Lewy body en andere neurodegeneratieve ziektes (Goedert 2001). Een studie naar het effect van thiamine op alfa-synucleïne suggereerde dat een verhoging van intracellulaire thiamine de alfa-synucleïne concentratie en vervolgens alfa-synucleïne aggregatie zou kunnen verminderen (Brandis e.a. 2006).

Bijwerkingen.

Costantini vermeldde dat onder de meer dan 2500 patiënten die behandeld werden met intramusculaire thiamine injecties, er slechts vier allergische reacties waren (www. highdosethiamine.org). In het onderzoek van Costantini en Pala naar hoge doses thiamine voor behandeling van patiënten met colitus ulcerosa en de ziekte van Crohn (2013 D), meldde één patiënt lichte tachycardie die opgelost werd door de dosis te verlagen. Een aantal patiënten meldde slapeloosheid die werd opgelost door de laatste dosis om 17.00 uur 's middags toe te dienen. Er werden geen bijwerkingen gerapporteerd in case-studies over fibromyalgie (Costantini e.a. 2013 E) en multiple sclerose (Costantini e.a. 2013 D). In hun onderzoek van 2015 met hoge dosis thiamine voor parkinsonpatiënten meldden Costantini en zijn collega's dat "geen enkele patiënt bijwerkingen ondervond of de behandeling staakte en het enige klinische aspect om te monitoren de lichte verhoging was van glycemische gehaltes bij diabetes patiënten die insuline kregen en de daaruit voortvloeiende verhoging van de dosis insuline". Bager e.a. (2021) vonden slechts milde bijwerkingen tijdens hun proef met patiënten met vermoeidheid door IBD. "Omdat thiamine een in water oplosbare vitamine is met renale klaring is het risico van thiamine ophoping beperkt voor mensen met een normale nierfunctie."

Het is onbetwist dat thiamine een overduidelijk effect heeft op de symptomen van mensen met parkinson, zoals in deze studies,

hoewel beperkt, wordt gedemonstreerd. De ongeveer 4000 patiënten die dr. Costantini in totaal behandelde, vroegen hem steeds
weer waarom andere neurologen niets wisten van thiaminetherapie of er niet geïnteresseerd waren. Hij antwoordde telkens
dat hij dat niet wist. De officiële wetenschap stelt nog steeds dat
niet-motorische symptomen van parkinson onbehandelbaar zijn,
terwijl dr. Costantini zei dat ze gevoeliger waren dan motorische
symptomen voor behandeling met HDT. Deze therapie is geen
geneesmiddel. In Costantini's werk wordt nergens gesuggereerd
dat dat wel zo is. Voor de persoon met parkinson biedt het echter
de kans om te leven met een verbeterde fysieke en mentale
conditie die eerder ondenkbaar was.

Dr. Derrick Lonsdale, een thiamine-expert, schreef (2021):

*"Het gebruik van thiamine in mega doses om ziekte te behandelen
is splinternieuw. Het lijkt erop dat er door deze Italiaanse groep
genoeg klinisch bewijs is geleverd van de goedaardige, niet toxische
werking om "de wereld van medicijnen in vuur en vlam te zetten".
Het concept om een molecuul, dat essentieel is voor het leven, in
grote hoeveelheden als medicijn te gebruiken, zal ongetwijfeld meer
bevestiging behoeven, maar het zou absurd zijn deze resultaten te
negeren."*

Blik op de toekomst.

Ik besluit dit hoofdstuk met de woorden van Costantini's collega's,
dr. Roberto Fancellu (neuroloog), dr. Marco Colangeli (milieuwe-
tenschapper) en Mw. Maria I. Pala (verpleegster), die financiering
zoeken voor een volledige studie:

"Zo veel mensen zouden tegenwoordig van deze therapie kunnen profiteren. Maar om elke patiënt ter wereld hoge dosis thiamine therapie te kunnen geven via betrouwbare medische kanalen, moet het worden goedgekeurd door verschillende internationale geneesmiddelen bureaus zoals de Amerikaanse Food and Drug Administration (FDA) en het Europees Geneesmiddelen Bureau (EMA)."

"Alleen succesvolle resultaten van een goed opgezette klinische trial zullen voldoen aan het goedkeuringsproces. We moeten in het bijzonder een gerandomiseerd, dubbelblind, placebo-gecontroleerd onderzoek op meerdere locaties uitvoeren, dat een representatief aantal patiënten omvat en zich uitspant over een relevant tijdsbestek. Dergelijk onderzoek vereist voldoende financiering die gedurende de gehele duur van de trial wordt aangehouden."

"Het vinden van voldoende bronnen voor financiële steun en aanvragen bij hen doen vergt constante focus en inspanning. Maar we moeten de uitdaging aangaan, omdat succesvolle resultaten uit robuuste klinische trials die de werkzaamheid van de therapie wetenschappelijk en statistisch significant zouden bevestigen, ons de gelegenheid zouden geven om de mechanismes te begrijpen en te beschrijven en ons zouden kunnen laten zien hoe de werkzaamheid verder verbeterd kan worden."

"Met dit doel zijn we een gofundme-campagne gestart met als uiteindelijk doel fondsen te werven om HDT verder in het goedkeuringsproces te krijgen en om informatie over onze ervaringen tot nu toe direct beschikbaar te maken voor patiënten, artsen en andere gezondheidswerkers." (www.highdosethiamine.org)

Dit hoofdstuk heeft getoond dat in het huidige, enigszins beperkte onderzoek, thiamine een overduidelijk positief effect heeft op de symptomen van parkinson. Bovendien is de hoge dosis thiamine therapie onmiddellijk beschikbaar, niet duur en veilig. Hoewel er momenteel geen behandeling bestaat die de progressie van parkinson vertraagt of symptomen op veilige wijze verbetert, heeft deze therapie veel te bieden en er is dringend behoefte aan een gedegen onderzoeksproject om de werkzaamheid van de therapie te onderzoeken en de toepassing of het gebruik ervan te verfijnen. Parkinson is een degeneratieve ziekte. Het is dringend noodzakelijk dat neurologen, artsen en parkinson-verpleegkundigen bekend raken met deze therapie en hun patiënten de kans geven deze therapie uit te proberen. Dat zou velen een aanzienlijk verbeterd leven geven.

3. Het protocol

Dit hoofdstuk heeft als doel het protocol van de hoge dosis thiamine therapie uit te leggen zoals we het op dit moment kennen. Het kan echter alleen een richtlijn zijn. Dit is geen pasklare therapie. Patiënten zullen een actieve rol moeten spelen om te beslissen welke dosering voor hen goed is. Het zal wat experimenteren zijn en geduld vergen. Maar wanneer de juiste dosering is gevonden zullen de mogelijke verbeteringen zeer aanzienlijk zijn voor de persoon met parkinson en dat zou zeker de moeite waard zijn.

Hoewel ik me in dit hoofdstuk rechtstreeks richt tot patiënten met parkinson, raad ik u aan met een gezondheidsprofessional samen te werken die, indien mogelijk, ervaring heeft met de therapie en er veel van weet. Als dit niet mogelijk is, bespreek dan tenminste uw wens met de dokter.

Welke vorm van thiamine moet men gebruiken?

Er worden drie vormen van thiamine besproken in dit boek: intramusculaire injecties, orale tabletten (thiamine hydrochloride), capsules of poeder, en sublinguale (onder de tong aangebrachte) thiamine mononitraat tabletten. Elk daarvan heeft voor- en nadelen in gebruik en ze kunnen allemaal goede resultaten opleveren zodra de juiste dosis voor een persoon is gevonden.

Er zijn andere derivaten van thiamine op de markt. Benfotiamine is vetoplosbaar. Dr. Lonsdale wijst er op zijn website echter op (*www.hormonesmatter.com/navigating-thiamine-supplements/*) dat één wetenschappelijk onderzoek stelt dat benfotiamine niet in de hersenen terecht komt. Allithiamine, dat van nature in knoflook voorkomt, en zijn synthetische variant TTFD (thiamine tetrahydrofurfuryl), wordt veel door dr. Lonsdale gebruikt bij de behandeling van zijn patiënten. Maar aangezien geen van deze derivaten getest zijn in een onderzoek naar effectiviteit bij parkinson en ook niet in beschikbare anekdotische verslagen van succes zijn voorgekomen, is het momenteel niet mogelijk advies te geven over het gebruik ervan bij parkinson.

Intramusculaire injecties.

In het onderzoek dat in het vorige hoofdstuk werd besproken werd thiamine toegediend via intramusculaire injecties. Er zijn twee voordelen van het toedienen van B1 door middel van injecties. Verbeteringen van symptomen snel lijken op te treden en het is een veiliger manier voor mensen die moeite hebben met slikken.

Maar voor veel patiënten is het niet mogelijk dat hun zorgverleners op regelmatige basis injecties geven en slechts weinig mensen zijn getraind om zelf injecties toe te dienen. Dr. Costantini wees ook op contra-indicaties voor patiënten die behandeld worden met bloedverdunners (b.v. Coumadin, Sintrom), en stelde voor dat zij geen thiamine-injecties moesten gebruiken aangezien die hematomen zouden kunnen veroorzaken.

Orale thiamine HCL.

Als alternatief voor injecties raadde dr. Costantini orale thiamine aan. Hij benadrukte dat dit B1 hydrochloride (HCl) moest zijn en geen B1 mononitraat. Beide zijn synthetische vitamines, maar hydrochloride is beter oplosbaar in water en hoopt zich daarom waarschijnlijk niet op in het lichaam. Hoewel lage doseringen thiaminemononitraat waarschijnlijk geen grote problemen veroorzaken, kunnen de nitraatgroepen, die in thiaminemononitraatmoleculen aanwezig zijn, opeenhopen in de nieren en de vorming van nierstenen opwekken door onoplosbare nitraatverbindingen te vormen wanneer thiamine in hoge doses wordt ingenomen.

Het voordeel van het gebruik van orale thiamine HCl is dat het gemakkelijk verkrijgbaar is, met een grote keuze aan producten om uit te kiezen, in tabletten, capsules of in poedervorm. De meeste mensen gebruiken tabletten of capsules van 500 mg elk. Zorg ervoor dat het de HCl-versie is en dat het geen andere supplementen bevat. Sommige B1-tabletten/capsules bevatten ook magnesium en deze moeten worden vermeden om een overdosis magnesium te voorkomen.

Orale versies van thiamine hebben echter ook nadelen. De tablet/capsule moet een lange reis door het lichaam maken voor het wordt geabsorbeerd. Het wordt doorgeslikt, dan verteerd en opgenomen door het slijmvlies van het maag-darmstelsel waar het in de kleinste bloedvaatjes terecht komt van de bloedsomloop en zich door het hele lichaam verspreidt. Om goed te werken moet de thiamine daarom bestand zijn tegen de uiterst zure omgeving in de maag, door de wanden van cellen in de darmen heen kunnen en filtratie of uitscheiding door de lever kunnen weerstaan voordat het de rest van het lichaam bereikt. (*https://compoundingrxusa. com/blog/compounding-sublingual-medications/*)

Daarom moet de orale versie van B1 in tamelijk hoge doses genomen worden en kunnen meerdere tabletten of capsules nodig zijn om de gewenste dagelijkse dosis te bereiken. Aangezien sommige mensen hebben gemerkt dat het innemen van B1 laat in de middag of 's avonds hun slaap kan verstoren, moet de dosering worden gesplitst in een halve dosis bij (met of zonder) het ontbijt en de rest bij (met of zonder) de lunch, of anders kan de volledige dosering 's morgens genomen worden.

Dr. Costantini raadde aan dat de orale versies niet met sappen ingenomen moesten worden maar alleen met water. Sommige voedingsdeskundigen bevelen ook aan dat koffie en thee vermeden moeten worden omdat die tannines bevatten die met thiamine kunnen reageren, waarbij het verandert in een vorm die moeilijk te absorberen is door het lichaam. Anderen denken dat de interactie tussen koffie en thee en thiamine niet belangrijk is, tenzij het dieet arm is aan vitamine C. Vitamine C lijkt de interactie tussen thiamine en de tannines in koffie en thee te voorkomen. (*medlinep lus.gov*) Echter, de problemen met thee en koffie zijn waarschijnlijk niet relevant met het oog op de hoge doses thiamine die worden ingenomen. Als er al bezorgdheid is, dan zou B1 een uur voor of na het drinken van thee of koffie ingenomen kunnen worden.

<u>Tabletten voor sublinguaal gebruik.</u>

Een vorm van thiamine zonder toediening van injecties of inname van een groot aantal tabletten of capsules is de B1-tablet voor onder de tong. Deze was niet beschikbaar in Italië toen dr. Costantini zijn patiënten adviseerde en werd daarom niet door hem genoemd.

De B1 sublinguale tablet wordt ingenomen door hem onder de tong te plaatsen waar het snel oplost op de slijmvliezen onder de tong en direct de kleine bloedvaten eronder intrekt. Sublinguale tabletten hebben daardoor een beter voorspelbare invloed. Terwijl de werkzaamheid van orale medicatie vaak afneemt nadat het wordt blootgesteld aan maagzuur en lever filtratie, geven sublinguale tabletten, wanneer ze goed worden ingenomen, de volle hoeveelheid medicatie rechtstreeks af in de bloedstroom en als gevolg daarvan zijn aanzienlijk lagere doses nodig.

Sublinguale tabletten zijn ook beter voor patiënten die moeite hebben met slikken en/of problemen met de spijsvertering hebben. De tablet smaakt nogal bitter, maar de meeste patiënten vinden dat dit minder merkbaar wordt na een paar dagen.

Het is erg belangrijk dat de sublinguale tablet correct wordt ingenomen, en de volgende procedure wordt aanbevolen:

1. Drink eerst een glas water 's ochtends, (voordat u tandenpoetst, drinkt of iets eet). Dit zorgt ervoor dat er genoeg speeksel is om de tablet uiteen te laten vallen.
2. Wacht tien minuten.

3. Plaats de tablet voorzichtig onder de tong. Deze zal zeer snel uiteenvallen. Probeer niet door te slikken.
4. Eet niet, drink niet en poets de tanden niet gedurende tenminste 30 tot 45 minuten. Voedsel of vloeistof kan een deel van de dosis wegspoelen. Rook niet en gebruik geen pruimtabak vanaf twee uur voor tot twee uur na de inname van het tablet. Beiden kunnen de juiste opname van de medicatie via de slijmvliezen in de mond verhinderen.

Er zijn verschillende tabletten op de markt die verkocht worden als sublinguale tabletten alleen maar omdat ze uiteenvallen. Naar mijn beste weten wordt de enige sublinguale B1-tablet die momenteel te krijgen is door 'Superior Source' gemaakt. Deze tablet is samengesteld uit thiamine mononitraat, en hoewel we hebben uitgelegd dat dit niet wordt aanbevolen voor orale inname, zou het vrij veilig moeten zijn bij sublinguale inname aangezien het niet door de spijsvertering gaat en in veel lagere doses wordt ingenomen dan orale thiamine.

Webwinkels die thiamine in de verschillende vormen verkopen kunnen aan het eind van dit boek worden gevonden bij 'nuttige adressen'.

Wat is de juiste dosis?

Helaas is er geen snel of gemakkelijk antwoord op deze vraag, aangezien de dosis zeer persoonsafhankelijk is. Het kan worden beïnvloed door gewicht, de duur van de ziekte, de ernst van de symptomen en factoren die tot nu toe onbekend zijn. We weten echter wel dat als er niet genoeg B1 wordt ingenomen, er geen verbeteringen zullen zijn en als er te veel wordt genomen, er een tijdelijke verslechtering van de symptomen zal zijn, hoewel dit snel wordt verholpen door 1 à 2 weken te stoppen met B1 en later met een lagere dosis opnieuw te beginnen. Totdat onderzoek licht werpt op de componenten die individuele doses regelen, moet het probleem met vallen en opstaan worden opgelost. Mijn doel is hier echter om enkele suggesties en richtlijnen te geven die het vinden van de juiste dosis vergemakkelijken.

<u>Welke dosering?</u>

De doseringen die verbeteringen opleveren bij injecties en sublinguale thiamine lijken lang niet zo sterk te variëren als die bij de orale vorm. De doses die ik hieronder voorstel voor de injecties en sublinguale vorm zijn de eind-doses die mensen succesvol vinden, terwijl de startdosis die ik voorstel voor orale inname precies dat is: een startdosis terwijl u de symptomen in de gaten houdt.

Dr. Costantini beval oorspronkelijk aan dat een therapeutische dosis voor orale HCl tussen 2000 en 4000 mg was. Terwijl hij met patiënten over de hele wereld werkte via e-mail merkte hij echter op dat patiënten van Angelsaksische oorsprong (Noord-Europa en de VS) en Afrikanen lagere doses nodig hadden dan zijn Italiaanse patiënten om dezelfde klinische resultaten te bereiken. Het gemiddelde van succesvolle doseringen bij mensen op het parkinson-forum (https://healthunlocked.com/cure-parkinsons) lijkt te liggen tussen 1500 en 2500 mg, maar het is altijd raadzaam om laag te starten om te kijken of er geen allergische reactie is op thiamine en om te kijken of een lage dosering misschien beter zou zijn voor u. Twee van de mensen die hun ervaringen delen in hoofdstuk 4 hebben gemerkt dat de orale dosis die voor hen werkte minder was dan 200 mg.

Voorgestelde doses voor elk van de vormen van thiamine.

2 x 25 mg (of 1 x 50 mg) **intramusculaire** oplossing *per week*.

200 mg **orale** thiamine HCl dagelijks (of eventueel 100 mg tweemaal daags, 100 mg in de ochtend en 100 mg tijdens de lunch).

1x 50 mg **sublinguale** B1 op maandag, woensdag en vrijdag elke week (of 1 x 25 mg elke dag).

Dit zijn in geen geval gelijkwaardige doses. Het is onmogelijk om vergelijkbare sterktes voor te stellen aangezien de orale versie zo veel meer afhangt van de gastro-intestinale conditie van de patiënt en het vermogen voedingsstoffen op te nemen. Daarom zijn dit slechts suggesties om uw proef te starten. Voor sommige mensen kunnen zelfs deze lage doses te hoog zijn, dus wees alert op de signalen van overdosering. Deze zullen later besproken worden. Het bereik voor succesvolle orale doses is heel breed (100 mg - 4000 mg per dag) maar intramusculaire doses die voldoen zijn ofwel 1 x 50 mg ofwel 2 x 50 mg per week. Er zijn tot nu toe nog maar weinig meldingen van succesvolle doses sublinguale medicatie binnengekomen, maar 1 x 25 mg per dag is voor een flink aantal mensen werkzaam gebleken, waaronder voor mijzelf. Het is niet waarschijnlijk dat er meer dan een 100 mg tablet per dag nodig is. Na verloop van tijd heb ik mijn dosis naar beneden bij moeten stellen om overdosering te voorkomen en ik neem nu 2 x 12.5 mg sublinguale tabletten *per week*.

<u>Het controleren van symptomen.</u>

Hoe weet u wanneer u de juiste dosis hebt bereikt? Heel eenvoudig: wanneer symptomen verbeteren. Het is echter heel gemakkelijk om deze veranderingen te missen, zoals ik uit eigen ervaring weet. Om ervoor te zorgen dat u geen tekenen van verbeteringen mist, stel ik daarom voor dat u een van de volgende controlemethodes gebruikt.

Dr. Costantini testte de reactie van zijn patiënten graag met de zogenaamde 'trektest'. De instructies om die uit te voeren zijn als volgt.

1. De proefpersoon staat op zijn gemak met de voeten op schouderbreedte en de ogen open.
2. De onderzoeker staat achter de patiënt.
3. De proefpersoon krijgt instructies om er alles aan te doen niet te vallen en de onderzoeker vertelt hen dat hij/zij opgevangen wordt als hij/zij wel valt.
4. De onderzoeker geeft een plotselinge korte ruk achterwaarts aan de schouders van de proefpersoon met net voldoende kracht om hem/haar het evenwicht te laten hervinden. De proefpersoon weet niet wanneer deze ruk gebeurt.

Vervolgens worden de stappen geteld die nodig zijn om het evenwicht te hervinden. Bij een normale reactie op de trektest blijft de proefpersoon stevig staan of doet één of twee stappen achteruit om een val te voorkomen. Een parkinsonpatiënt heeft echter vaak meer passen nodig om te herstellen of heeft hulp nodig om een val te voorkomen.

Dr. Costantini gebruikte de normalisering van de trektest als een indicatie dat de juiste dosering was gevonden. Het kan wel tot een maand op een bepaalde dosis duren voordat de trektest is genormaliseerd. Volgens dr. Costantini verbeterden parkinsonmedicijnen deze test niet, maar B1 wel.

U kunt korte video's op YouTube vinden waarin dr. Costantini de trektest uitvoert met een aantal van zijn patiënten, onder de volgende titels:

MARCO P PD TWO years after TH https://youtu.be/yyts9USMTos?si=Yz6k72DSoDlcxUWJ

Patient 18 PD6 pull test https://youtu.be/YEejV3NmY98

PZ1 Febbraio https://youtu.be/IPxxkCZJbyo

Het is een goed idee om 'voor-' en 'na-' video's te maken van uzelf terwijl u spreekt, loopt en de trektest uitvoert. Verbeteringen kunnen zo geleidelijk zijn dat zelfs mensen met wie u samenwoont de subtiele veranderingen niet opmerken. Video's bieden de gelegenheid om over een langere periode te vergelijken waarbij de omvang van de verschillen u vaak kunnen verrassen.

Een andere manier om verbeteringen te controleren is door het formulier in te vullen dat we kennen als 'the Unified Parkinson's Disease Rating Scale' (UPDRS)', te vinden op

https://www.mdapp.co/unified-parkinson-s-disease-rating-scale-updrs-calculator-523/

Deze schaal is een beoordelingsinstrument dat gebruikt wordt om symptomen van parkinson bij patiënten te meten. Elke week een formulier invullen zou een goede manier zijn om veranderingen op te sporen.

Het bijhouden van een dagboek en symptomen selecteren om te beoordelen zou ook kunnen helpen. U kunt ook aan familie en vrienden vragen of aan anderen die u vaak zien en die u goed kennen, om u te vertellen of ze vinden dat u er beter uitziet. Verwacht niet onmiddellijk zelf veranderingen te merken. Ze zijn zo geleidelijk en in het begin zo subtiel dat het gemakkelijk is om ze te missen. Dit kan betekenen dat u denkt dat de dosis niets voor u gedaan heeft en u zou dan te snel naar een hogere dosis gaan.

<u>Symptomen van overdosering herkennen.</u>

Een verergering van de symptomen kan een signaal zijn dat uw B1-dosis te hoog is. Misschien komt uw constipatie, die eerst verbeterde, terug, of een schouder is opnieuw pijnlijk, of uw tremor lijkt erger, of misschien is er een nieuw symptoom bij gekomen. Vaak beschrijven mensen dat ze nerveus zijn of dat ze onverklaarbare angsten hebben. Één persoon zei dat het leek op veel te veel koffie drinken. Ik keek laatst naar mijn kleizoon die aan het spelen was met een opwindbaar speelgoedje. Als hij de knop maar ietsje opwond, reed het speeltje even kort en stopte dan. Als hij het opwond tot het uiterste, racete het speelgoed rond als een gek, niet in staat te stoppen tot alle energie eruit was. Dat beschrijft op vele manieren mijn onder- en overdoseringsignalen!

Als u vermoedt dat de dosering B1 te hoog voor u is, stop dan onmiddellijk en wacht een of twee weken of wacht tot de symptomen zijn weggeëbd. Begin dan na een korte pauze opnieuw met een lagere dosering.

Wees geduldig.

Het is belangrijk dat u bij elke dosering voldoende tijd neemt om verbeteringen waar te nemen. Sommige mensen zeiden dat het wel zes weken duurde voor ze veranderingen merkten. U zult elk doseringsniveau minstens twee weken moeten volhouden en ik adviseer vier tot zes weken om de verbeteringen een kans te geven zichtbaar en merkbaar te worden. Als u een laag gewicht heeft en/of pas onlangs gediagnosticeerd, dan komt u waarschijnlijk uit op een lagere dosis. Maar als u wat zwaarder bent en/of uw symptomen zijn al gevorderd, dan heeft u misschien een hoge dosis nodig. Een blik op de persoonlijke verhalen in hoofdstuk 4 laat u aardig wat variatie zien in doseringen die mensen succesvol vonden, in het bijzonder bij gebruik van orale thiamine HCl.

Vertroebel het water niet.

Het is vaak verleidelijk om verschillende veelbelovende therapieën tegelijk te proberen. Begrijpelijk dat u zo ongeduldig bent en zo graag beter wilt worden dat het u niet uitmaakt wat werkt, als er maar íéts werkt. Maar omdat B1 alleen goed kan werken als u de correcte dosis hebt gevonden, moet u zeker kunnen weten wat uw klachten beïnvloedt, als er al iets is. Daarom moet u uw regime op geen enkele manier verder wijzigen als u B1 test, totdat u de juiste dosis hebt gevonden.

Onderhoud.

Wanneer u de dosering heeft gevonden die enige verbetering van uw symptomen oplevert, blijf die dan volhouden en wacht rustig af. Het kan tussen drie en zes maanden duren voordat de piek van de verbeteringen zich manifesteert.

B1-gebruik onderbreken.

Er zijn twee kwesties te bespreken die van belang zijn voor het gebruik van de juiste dosis op langere termijn. De ene heeft betrekking op het inlassen van een pauze van B1 voor korte periodes. Bij intramusculaire injecties in het bijzonder vond dr. Costantini het een goed idee om een patiënt, zodra die stabiel was, elke twee a drie maanden een week te laten stoppen. Als de dosis iets te hoog is, lost dit mogelijk overdosering op. Welke vorm van thiamine ook wordt genomen, als symptomen van overdosering optreden, zoals eerder beschreven, is het verstandig te stoppen met B1 tot die zijn verdwenen.

Hoe lang moet een onderbreking duren? Hoewel de meeste symptoomverbeteringen door B1 wel aanhouden tijdens een onderbreking van een aantal maanden, merken veel mensen dat vermoeidheid terugkomt na een erg korte pauze. Dus als algemene regel zou ik willen voorstellen om te stoppen met B1 zodra symptomen verergeren of u zich nerveus of angstig voelt en te herstarten zodra vermoeidheid weer opkomt. De meeste langdurig gebruikers van B1 leren hun eigen signalen van overdosering of onderdosering goed te herkennen.

<u>Aanpassingen van dosering op de lange duur.</u>

In het onderhoudsprogramma, als u de juiste dosering heeft gevonden, is het heel goed mogelijk om terug te keren naar deze dosering na een onderbreking, zonder dat symptomen van overdosering opnieuw optreden gedurende een langere periode. Als er echter weer symptomen van overdosering optreden na korte tijd, is het misschien nodig de aanvankelijke 'juiste dosering' aan te passen. Hoewel dr. Costantini stelde dat de juiste dosering niet moest worden veranderd wanneer die eenmaal was gevonden en altijd effectief zou moeten zijn, vertellen mensen in het volgende hoofdstuk in persoonlijke verhalen over de noodzaak hun originele doses aan te passen om er voordeel van te blijven houden.

Inname van levodopamedicijnen en anderen vitaminesupplementen tijdens de B1-therapie.

Thiamine kan veilig worden ingenomen met andere supplementen en medicijnen. De reguliere parkinsonmedicatie van de patiënt moet worden voortgezet en dr. Costantini merkte dat thiamine de werking van traditionele parkinsonmedicijnen verbeterde. Volgens dr. Costantini is de HDT-therapie geen middel dat tot genezing van parkinson leidt, maar zoals men op dit moment denkt is het een co-adjuvant therapeutisch middel om naast levodopa te gebruiken, als dat al is voorgeschreven, en de doses parkinsonmedicijnen moeten niet worden veranderd tenzij uw specialist dat voorstelt.

Dr. Costantini deed ook de aanbeveling om andere vitamines uit de B-groep toe te voegen, waaronder foliumzuur, hoewel hij stelde dat dat niet moest gebeuren voordat de juiste dosis B1 was gevonden. Dit is omdat multivitamine-samenstellingen vitamine B6 kunnen bevatten en B6 is een facilitator van de perifere decarboxylase. Bij mensen met parkinson kan dit interfereren met de hoeveelheid levodopa die de hersenen bereikt waardoor de symptomen verergeren. Gewoonlijk bevatten levodopa-samenstellingen remmers voor een dergelijke werking. Maar aangezien deze verstoring soms ook plaatsvindt als die remmers er zijn, is het misschien niet mogelijk om te bepalen of de beste B1-dosis is bereikt.

Wanneer de correcte dosis is gevonden adviseert dr. Costantini om ook een kleine hoeveelheid magnesium toe te voegen. Magnesium is nodig om de thiamine in de cellen te activeren en is een co-factor voor de activiteit van verscheidene enzymen. Dr. Costantini stelde voor dat slechts twee keer per week een magnesiumtablet (375 mg) met verlengde afgifte moet worden genomen. (**www.highdo sethiamine.org**).

Een beter alternatief voor het wachten tot de juiste dosis is gevonden is om 2 tot 4 weken vóór de start van B1, eerst met B-complex en magnesium te beginnen. Op deze manier zou de toevoeging daarvan geen invloed moeten hebben op het vinden van de juiste dosis B-1.

Veiligheid van hoge doses thiamine.

Hoge doses thiamine zijn veilig (Costantini e.a. 2015) en de literatuur noemt geen nadelige thiamine-gerelateerde effecten, zelfs niet bij hoge doses of gedurende zeer lange periodes van toediening (Smithline e.a. 2012 en Meador e.a. 1993).

Non-respondenten.

Op dit moment bestaat er geen volledig begrip van de interacties tussen thiamine en parkinson die resulteren in symptoomverbetering. We zijn beperkt tot theorieën en hypothesen totdat we fondsen hebben geworven voor een rigoureuze en diepgaande studie. Wanneer het mogelijk is te begrijpen waarom sommige mensen met parkinson zo'n goede reactie hebben op hoge dosis thiamine, zal het misschien mogelijk worden te begrijpen waarom het voor anderen niet zo goed schijnt te werken. Een cruciaal doel van het dubbel-blinde onderzoek dat is gepland door het Italiaanse team, is het bestuderen van de cohort na de proefperiode om erachter te komen of er een biomarker bestaat en om het metabolische pad te reconstrueren dat tot specifieke resultaten leidt.

Dr. Costantini zei dat hij geen patiënten had die niet op behandeling met thiamine reageerden. Maar op het parkinson forum (**www.healthunlocked.com**) en de facebook pagina Parkinson's thiamine HCl (https://www.facebook.com/groups/parkinsonsb1therapy/?ref=share) zijn er mensen die geen succes hebben bereikt met thiamine. Ik zou graag een paar punten willen aanstippen waarom de B1-therapie bij sommige mensen tot nu toe misschien geen verbeteringen heeft opgeleverd.

<u>Heb geen haast.</u>

Een veelgemaakte fout is dat mensen in hun wens om resultaat zien, te snel door de doseringsniveaus gaan zonder dat ze de tijd nemen om veranderingen van symptomen te laten verschijnen op een bepaald niveau van dosering. Hoewel positieve effecten snel zichtbaar kunnen worden bij injecties, kan het enkele maanden duren bij de orale en sublinguale toediening. Ik zou willen aanraden zes weken op een bepaalde dosering te blijven om grondig te testen of dat niveau voldoet en pas daarna de dosis te verhogen tot het volgende niveau.

Niet in staat om veranderingen te merken.

Verbeteringen kunnen ook opgemerkt blijven omdat sommige mensen niet voorbereid zijn op de subtiele eerste veranderingen en overgaan op een hogere dosis omdat ze denken dat er niets is verbeterd. Vaak merken mensen de veranderingen zelf niet op, zoals ik dat zelf ook niet door had. Vaak zijn het de partner of vrienden die op de verbeteringen wijzen.

Dr. Costantini was teleurgesteld als zijn patiënten vertelden dat er nauwelijks veranderingen waren terwijl hij zelf wel grote verbeteringen zag. Hij maakte bij elk consult korte filmpjes van de tremor van elke patiënt, van het lopen en de trek-test zodat hij ze bij een volgend bezoek de video's kon laten zien ter vergelijking. Één patiënt zei dat hij zijn ogen niet kon geloven en niet door had hoe veel er verbeterd was toen hij de video's na een jaar opnieuw bekeek.

Foute toediening.

Een probleem dat vaak voorkomt bij het sublinguale toedienen van B1 is dat de tabletten niet goed ingenomen worden. Ik heb mensen ontmoet die ze kauwden en doorslikten en een paar die het opgeloste tabletje uitspuugden! Zoals in de instructies hierboven uitgelegd is, moet de tablet onder de tong gelegd worden en voldoende tijd krijgen om uiteen te vallen, door de huid te dringen en in de bloedbaan te komen. Men moet er alles aan doen niet te slikken tot de tablet die kans heeft gehad en de opgeloste tablet mag zeker nooit uitgespuugd worden!

Wanneer stoppen met het verhogen van de dosis.

Sommige mensen merken kleine verbeteringen en denken dat er grotere verbeteringen zullen zijn als ze meer thiamine nemen. Als u de dosis verhoogt nadat u herstel van een symptoom hebt bemerkt, veroorzaakt u waarschijnlijk een overdosis die leidt tot verslechtering van symptomen.

Misinterpretatie van verergerende symptomen.

Wanneer men probeert de juiste dosering B1 te vinden, kan men de oorzaak van verergerende symptomen foutief interpreteren. Ten eerste kan men denken dat de dosis B1 verhoogd moet worden. We zijn eraan gewend hogere doseringen medicatie te nemen als symptomen verergeren. Dat doen we met onze parkinsonmedicatie en we hanteren dezelfde principes als we hoofdpijn hebben. Zo werkt het met B1-dosering echter niet. Meer is niet per definitie beter. De verergerende symptomen kunnen een teken zijn van overdosering, dus een reductie van de dosering of een pauze is dan nodig. Ten tweede ziet men het verband tussen verergerende symptomen en B1 misschien niet en geeft men natuurlijke progressie van hun parkinson de schuld en neemt men aan dat de dosis verhoogd moet worden. Dr. Costantini geloofde zelfs dat wanneer een patiënt de correcte dosis thiamine had vastgesteld en stabiel was met een erg goede trek-test reactie, deze persoon nooit een verhoging nodig zou hebben van andere parkinsonmedicatie zoals levodopa. Als de symptomen dus verergeren wanneer men B1 inneemt, zoek het dan in een B1-overdosis en stop 1 à 2 weken met de inname om te kijken of symptomen verbeteren.

Gastro-intestinale dysfunctie.

In hoofdstuk 2 heb ik onderzoek genoemd dat suggereert dat gastro-intestinale dysfunctie vaak voorkomt bij parkinsonpatiënten en dat dit mogelijk van invloed kan zijn op de therapeutische interventie (Pfeiffer 2003). Leeftijd kan ook invloed hebben op de intestinale absorptie van thiamine (Baum & Iber 1984, Baker e.a. 1980). Het lijkt daarom mogelijk dat dit de effectiviteit van opname van orale thiamine bij sommige mensen vermindert en deze mensen zouden meer succes kunnen hebben met injecties of sublinguale tabletten.

Andere voedingsmiddelen.

Voedingsdeskundige Elliot Overton gaf me in een privé-e-mail de overweging dat sommige 'non-respondenten' misschien niet genoeg aandacht schenken aan andere voedingsmiddelen. Hij dacht dat in veel gevallen thiamine onverdraaglijk zou kunnen zijn of zelfs ineffectief, zonder de ondersteuning van andere cofactoren bij mega-dosering met thiamine. Dr. Derrick Lonsdale, bekend om zijn onderzoek naar thiamine, steunt deze benadering ook. Andere voedingsmiddelen, waar volgens Overton een tekort aan is wanneer men hoge doses thiamine gebruikt, zijn magnesium, soms kalium, riboflavine en andere B-vitamines. Dr. Costantini nam ook andere voedingsmiddelen op in zijn protocol, maar hanteerde een meer conservatieve benadering door zijn patiënten kleine hoeveelheden andere B-vitamines te geven op de dagen dat ze de B1-injecties kregen. Hij beval ook lage doseringen magnesium aan (twee maal per week 375 mg in tabletten met gedoseerde afgifte) zodra de juiste dosis thiamine was bereikt.

Tot slot.

Ik had dit hoofdstuk graag afgesloten met een 'quick-start' in vier stappen voor het hoge dosis thiamine protocol. Maar er is zo veel wat men moet begrijpen over elke stap van het protocol dat het niet genoeg zou uitleggen en tot verwarring en misverstanden zou kunnen leiden. Daarom zult u het volgende hoofdstuk moeten lezen. Wel kan ik als geheugensteuntje korte instructies geven die beschrijven wat u moet doen om de therapie te starten.

- Kies de vorm van thiamine die u wilt gebruiken en koop het.
- Zorg voor monitoring apparatuur - maak video's, vul een UPDRS in, begin een dagboek.
- Bepaal met welke dosis u wilt starten.
- Monitor, monitor, monitor.

4. Puur anekdotisch

Toen ik dit boek aan het schrijven was nodigde ik parkinsonpatiënten uit die de HDT-therapie hadden gevolgd om over hun ervaringen te schrijven. Dit hoofdstuk presenteert de verslagen van een aantal patiënten die reageerden. Deze respons vormt uiteraard geen evenredige afspiegeling van alle B1-gebruikers, de soort thiamine die ze gebruiken, hun doseringen en hun ervaringen. Ik moet ook benadrukken dat velen zelfstandig opereren, zonder advies en begeleiding van een gezondheidsprofessional die bekend is met deze therapie. De verhalen zijn anekdotisch. Ze vertegenwoordigen niet noodzakelijk de ideale manier om de therapie te benaderen. Ik heb ze hier echter wel opgenomen omdat we als samenleving graag leren van anderen en daaruit informatie, geruststelling, begeleiding, ideeën, inspiratie en nog veel meer kunnen krijgen.

Ik heb de verslagen genummerd om er gemakkelijker naar te kunnen verwijzen. Ze worden gepresenteerd in de volgorde waarin ik ze heb ontvangen. Ze zijn verzameld tussen oktober

2021 en januari 2022. Het is verbazingwekkend te bedenken dat dr. Costantini in Italië werkte, maar dat zelfs na zijn dood, zijn therapie werkt voor mensen die me schreven uit Australië, Denemarken, Frankrijk, Nieuw-Zeeland, Zweden, Zwitserland, De Filippijnen, het Verenigd Koninkrijk en de Verenigde Staten.

De meeste verhalen zijn van mensen die orale thiamine hydrochloride nemen. Dit komt niet omdat orale thiamine op een of andere manier succesvoller is dan andere vormen, maar omdat orale B1 het meest populaire middel was toen injecties voor velen geen optie waren en B1 HCl gemakkelijk verkrijgbaar was. Mijn verhaal in hoofdstuk 1 is over mijn ervaring met sublinguale thiamine. Onlangs heb ik berichten gepost op Facebook en het Parkinson-forum over het gebruik van sublinguale thiamine en als gevolg daarvan zijn meer mensen begonnen met het gebruik van deze vorm (#22, #25). Er is hier maar één verhaal van iemand die injecties gebruikt (#13). Er is ook een verhaal van een persoon wiens echtgenoot onmiddellijk overdosissymptomen had bij zelfs lage doseringen van orale HCl, maar die uiteindelijk succes had met lage doses orale B1 mononitraat (#27). Er is een enorme variatie in hoe lang de schrijvers van de verslagen al B1 nemen: één persoon gebruikt al zes jaar B1 terwijl anderen hun opwinding beschrijven over hun eerste verbeteringen na slechts een paar weken.

In hun verslagen noemen mensen een verscheidenheid aan symptomen die door B1 zijn beïnvloed. In Appendix 1 aan het eind van het boek kunt u een volledigere lijst symptoomverbeteringen vinden die door B1-gebruikers naar het Parkinson-forum zijn gestuurd **(https://healthunlocked.com/cure-parkinsons)**.

Twee dingen vallen op in deze verslagen: de vastberadenheid waarmee mensen proberen en falen en opnieuw proberen om iets te vinden dat hun gezondheid verbetert, en de vreugde en dankbaarheid die ze uiten wanneer ze verbeteringen van hun symptomen beschrijven.

#1 Anya uit Oregon, VS schreef ...

Mijn symptomen begonnen in 2011 met vermoeidheid en ongemak aan mijn linkervoet als ik schoenen aanhad. Begin 2012 belemmerde mijn slepende linkerbeen me in mijn wandelavonturen, waarop al snel een pijnlijk gekrulde teen volgde en een lichte spiertrekking in de tenen van dezelfde voet. Ik was zo druk bezig met het verzorgen van mijn ouders in die tijd, dat ik mijn symptomen negeerde tot ik niet langer kon functioneren. Tegen de tijd dat ik gediagnosticeerd werd in 2015, sliep ik bijna de hele dag en had ik een wandelstok (of twee) nodig om te lopen.

*Ik kwam per ongeluk in 2017 Health Unlocked tegen (Parkinsonforum **https://healthunlocked.com/cure-parkinsons**) en besloot om hoge dosis thiamine therapie te proberen. Ik merkte in de eerste maand al verbetering. Mijn energie begon terug te komen, de kromheid van de teen verminderde en ik kon gemakkelijker lopen zonder stok. Een paar maanden later verdween het slepen van het been (het komt terug als ik erg moe ben). Hoewel ik nog steeds tremor heb, is mijn leven enorm verbeterd door B1. Ik gebruik het nu bijna vier jaar.*

Mijn startdosering was dagelijks 500 mg. Elke 10 dagen verhoogde ik de dosis met 500 mg totdat ik uitkwam op 3.5 gram. Het bleef 18 maanden goed met die dosering en toen verergerden de symptomen. Ik verminderde de dosering B1 toen tot 1000 mg per dag en voegde magnesium toe om verkrampte spieren te voorkomen. Hoewel mijn behoefte aan levodopa niet is afgenomen, is het ook niet groter geworden in 3 1/2 jaar.

Ik leef een actief en onafhankelijk leven. Ik weet zeker dat ik zonder B1 nu in een rolstoel zou hebben gezeten.

#2 Kia uit het Verenigd Koninkrijk schreef ...

Ik slik al bijna 4 jaar en 4 maanden B1 (3 gram per dag over de dag verdeeld) zonder enige bijwerkingen. Bijna al mijn niet-motorische symptomen verdwenen binnen de eerste paar maanden na het starten met B1. Ik heb voornamelijk last van rigiditeit en B1 kon mijn dystonie niet helemaal opheffen. Ik moest met een microdosering Sinemet beginnen en hersteltrainingen doen om van de dystonie af te komen.

#3 Rob uit Florida schreef ...

Ik gebruik nog steeds B1. Het is niet bepaald een verschil van dag en nacht. Ik denk dat ik vooral wat heb aan de vertraging van de progressie en aan de preventie van mogelijke bijwerkingen van levodopa, hoewel mijn progressie altijd al langzaam was en ik toch al geen bijwerkingen had. Je zou kunnen zeggen dat ik het meer neem als preventief onderhoud. Voor de duidelijkheid: ik neem 2000 mg per dag, maar dit heeft gevarieerd van 1000 mg tot 4000 mg toen ik met dr. Costantini werkte om de juiste dosis te vinden. Ik neem elke paar maanden een maand rust, zoals de goede dokter mij voorschreef.

#4 Jay uit de VS schreef ...

Ik neem sinds maart 2018 onafgebroken hoge dosis thiamine. Binnen twee weken na de start merkte ik dat mijn darmperistaltiek weer normaal werd nadat het een tijd lang traag en verstopt was geweest. Tussen de derde een de vierde maand merkte ik een aanzienlijke verbetering van mijn tremor en motorische stoornis. Deze verbeteringen zijn tot op de dag van vandaag zo gebleven.

Nadat ik met een paar hogere doses was begonnen, kwam ik uit op twee keer per dag 500 mg. Een tijdje geleden heb ik die dosering teruggebracht naar één keer per dag 500 mg.

#5 Roger uit het Verenigd Koninkrijk schreef ...

Toen ik naar de neuroloog was geweest vanwege periodes met verstijvingsverschijnselen, tremor en aanzienlijke spiertrekkingen in mijn benen terwijl ik in rust was (ik was eerder gediagnosticeerd met perifere neuropathie), zei de neuroloog dat ik geen parkinson had maar een neurologische bewegingsstoornis en bood geen behandeling aan. Aangezien de symptomen verergerden en ik kon zien dat dat mijn leven zou veranderen, besloot ik zelf op zoek te gaan. Ik stuitte op dr. Costantini en zijn volgers, via healthunlocked, en las dat hij hoge doses vitamine B1 aanraadde. Ik was enorm sceptisch, maar nadat ik had vastgesteld dat het waarschijnlijk niet gevaarlijk was om een hoge dosis te nemen, vond ik dat ik het maar moest proberen. Ik kocht Solgar Vitamine B1 op Amazon en begon met innemen van 4 gram (4000 mg) per dag. Voor ik B1 nam had ik elke dag last van mijn symptomen, maar binnen twee weken stopten de periodes van verstijving en de bevingen en schokken verminderden aanzienlijk tot slechts een mild probleem. Ik geloofde nog steeds niet dat het nemen van een vitamine zo'n belangrijk effect kon hebben, dus stopte ik ermee. Maar na een paar dagen kwamen de symptomen langzaam maar zeker terug en dus nam ik 14 maanden lang dagelijks de hoge dosering. Gedurende deze periode had ik alleen maar erg milde tremors en spiertrekkingen. Na die 14 maanden werden de symptomen echter erger, dus nadat ik de Costantini-groep had geraadpleegd, verminderde ik de dosering geleidelijk tot het punt dat ik nu bijna geen vitamine meer neem, hoewel mijn symptomen terugkomen. Ik weet niet hoe ik nu verder moet, maar ik ben nu 2 jaar symptoomvrij en voor mij is dit een wondermiddel geweest. Ik kan niet geloven dat dit voor iedereen zo werkt, maar het moet toch de moeite van het proberen waard zijn.

#6 Carol uit Nebraska schreef ...

Ik begon met B1 in januari 2019. Ik correspondeerde met dr. Costantini voordat hij ziek werd. Hij gaf me een startdosering van 1000 mg. Ik kreeg enorm veel angstgevoelens en nervositeit. Hij zei dat ik moest teruggaan naar 500 mg. Dezelfde reactie. Toen werd hij ziek en kon hij niet langer reageren. Ik ging terug naar 100 mg en ben sindsdien op die dosis gebleven. Ik heb een aantal keer 200 mg geprobeerd, maar ging steeds terug naar 100 mg. Mijn reuk kwam terug, mijn evenwicht werd beter en mijn handschrift werd weer normaal.

\#7 John uit de VS schreef ...

Ik begon met HDT in maart 2018 nadat ik een jaar eerder de diagnose had gekregen. Ik geloofde er niet in maar deed een poging uit wanhoop. Het loste al mijn niet-motorische problemen op. Ik voelde na een maand verbeteringen maar na drie maanden waren die erg stabiel. Ik startte met 2 gram per dag, 1 gram om 8 uur en 1 gram om 14 uur. Ik probeerde één keer 4 gram, maar toen sloeg mijn bloeddruk op hol. (Ik had nog nooit bloeddrukproblemen gehad).

Nu zit ik al twee jaar op 1 gram per dag en ik neem het na de lunch. Ik gebruik Solgar tabletten en ik kauw ze op met chocola. Ik heb ook Vitacost capsules geprobeerd maar vond het niet prettig om die door te slikken.

Ik werk nog steeds dankzij HDT. Ik stond op het punt te stoppen in 2018.

\#8 Lynn uit het Verenigd Koninkrijk schreef ...

Mijn moeder is al 10 weken aan de B1 en gisteren zag ik een enorm verschil! Ze stond op vanaf het middenstuk van de bank, in één keer. Ze leek vol energie te zitten en zei dat ze zich de dag ervoor heel goed had gevoeld en een stuk makkelijker liep. Ze neemt 2x 500 mg per dag.

#9 Debby uit New Hampshire schreef …

Mijn naam is Deb en ik ben parkinsonpatiënt, gediagnosticeerd in 2015 toen ik 57 was. Mijn symptomen begonnen met hamertenen en dat veroorzaakte zoveel schade dat ik een aantal keer geopereerd ben voordat ik uiteindelijk schroeven in 3 tenen kreeg. De parkinson werd snel erger en binnen een paar jaar kon ik niet meer lopen of zonder ondersteuning staan, kon ik niet meer autorijden, mezelf bijna niet meer aankleden en alleen al onder de douche gaan putte me totaal uit. Alle soorten parkinsonmedicatie hadden voor mij nare bijwerkingen, inclusief Sinemet. Tijdens mijn laatste afspraak bij een bewegingsspecialist in december 2018 werd mij verteld dat mijn enige optie een DBS-operatie was (diepe brein stimulatie) en ik werd op de lijst gezet voor toelating.

In paniek intensiveerde ik mijn online zoektocht naar andere opties en ik kwam een Facebookgroep tegen (Parkinson's Disease Fighters United) die de hoge dosis thiamine behandeling besprak en de leden meldden forse verminderingen van hun parkinson symptomen. En de therapie was niet duur, zonder veel risico en er was geen afspraak met de dokter voor nodig! Dit was een no-brainer dus ik bestelde snel thiamine (B1) online.

Ik begon direct met 2000 mg per dag en binnen drie dagen verbeterde mijn evenwicht. Binnen een week had ik de rollator niet meer nodig. Ik had meer energie en werd met de dag zelfverzekerder over wat ik allemaal kon. Binnen drie weken reed ik weer auto en ging ik weer naar yogales. Ik kreeg mijn leven terug! Ik ben niet "genezen" van parkinson, maar mijn kwaliteit van leven is enorm verbeterd. Deze therapie is dan misschien wel geen genezing, maar het maakt het leven met deze ziekte veel gemakkelijker. En kiezen voor vitamines in plaats van een hersenoperatie is een van de beste beslissingen die ik ooit heb genomen.

Begin 2019 startte ik met B1. Ik heb verschillende doses geprobeerd tot 3000 mg per dag (werd ik te nerveus van) en heb een half jaar slechts 1000 mg per dag genomen. Recentelijk ben ik terug op 2000 mg per dag en dat lijkt voor mij het beste.

Na anderhalf jaar heb ik de behandeling 30 dagen gestopt om te kijken hoe ik zonder B1 zou functioneren. Het ging nog 3 weken redelijk goed, maar toen kwamen de parkinsonsymptomen terug: struikel-stappen, wankel evenwicht en een lichte tremor. Na 4 weken waren de symptomen erger aan het worden, dus ik ging toen weer 2000 mg per dag nemen en was na een paar dagen weer in orde.

#10 Maria uit de Filippijnen schreef ...

Ik neem 2 gram B1 per dag. Het heeft mijn leven veranderd. Ik heb geen pijn meer, geen evenwichtsproblemen, geen obstipatie, hersen-mist of een verstard gezicht. Mijn handschrift is verbeterd, ik kan me nu omkeren in bed, mijn tanden poetsen en een paar andere symptomen zijn verdwenen of minder erg geworden. Het beste ervan is dat ik nu zelfs kan functioneren tijdens mijn "mindere" tijd.

#11 Barbara uit de VS schreef ...

Ik kreeg de diagnose in juni 2021. Maar terugkijkend denk ik dat ik er al 12 jaar aan leed. Twaalf jaar geleden kreeg ik twee nieuwe knieën. Dit jaar had ik een hersteloperatie aan beide knieën. Ik was ook gevallen en dat leidde ertoe dat ik een quadricep-reparatie nodig had dit jaar. Ik denk dat ik mijn knieën de schuld gaf van alle stijfheid, maar dat het in feite vanwege parkinson was. Ik had ook problemen met stemverlies en schor praten. Bovendien verloor ik mijn reukvermogen twaalf jaar geleden.

Ik ben drie weken geleden begonnen met een thiamine-kuur en ik voelde meteen een positief resultaat. Mijn hele volwassen leven had ik vaak depressies en kreeg ik antidepressiva, maar ik kon merken dat ik me onmiddellijk lichter en minder apathisch voelde de volgende morgen. De stijfheid verminderde enorm en soms vergeet ik dat ik parkinson heb.

Ik begon met het innemen van 500 mg en verhoogde het om de andere dag met 500 mg tot ik aan 3500 mg kwam. Op dat punt voelde ik de pijn en toegenomen stijfheid, dus ging ik terug naar 3000 mg per dag. Ik denk dat dat sneller is gegaan dan de meeste mensen hun doseringen opvoeren, maar op dit moment werkt deze dosis voor mij.

#12 Carla uit de VS schreef ...

Ik ben een gepensioneerde intensive care verpleegster. Waarschijnlijk de meest sceptische persoon ooit wat betreft zo'n "toevallige" therapie. Maar voor mij is B1 een zegen. Ik kreeg in 2016 de diagnose maar had al vijf jaar eerder symptomen. Als een typische verpleegster negeerde ik de symptomen en wilde niet geloven dat het parkinson was, terwijl ik het in mijn hart waarschijnlijk wel wist. Mijn mobiliteit is enorm verbeterd en ook tandenpoetsen, douchen, koken, autorijden etcetera gaan veel beter. Ik kan beide armen en handen gebruiken om mijn haar te wassen en dat is geweldig. Voordat ik begon met hoge dosis thiamine kon ik mijn rechterarm- en hand praktisch niet gebruiken. Ik ben links dominant. Ik sleep niet meer met mijn rechtervoet. Ik heb meer energie. Ik ben niet 100% maar ik ben absoluut veel en veel beter en daar ben ik elke dag blij mee en het bezorgt me een enorme glimlach op mijn gezicht. Ik kan de hele dag spelletjes doen met mijn kleindochter en boeken voorlezen zonder dat ze zegt dat oma "trilt" of dat "oma dit of dat niet kan doen vanwege haar parkinson". Ik ben onbeschrijfelijk blij met mijn persoonlijke resultaten. En ik ben eeuwig dankbaar voor deze geweldige resultaten en voor deze vriendelijke dokter die dit allemaal heeft gedeeld.

#13 Giorgio uit Italië schreef ...

In 2009 had ik mijn eerste geval van tremor in mijn linkerarm nadat ik slecht nieuws had gehad, maar er waren al kleine episodes aan vooraf gegaan. Gedurende de jaren werd het erger en toen, in 2013/2014, was de tremor in mijn arm er continu, was ik altijd moe, had ik moeite met mijn werk, had ik nekpijn, een beetje ischias, stijve spieren en stijve gezichtsuitdrukkingen. Maar door niet-motorische symptomen zoals constipatie, vaak overgeven, duizeligheid en zuurbranden in de slokdarm als gevolg van een hiatale hernia, schreef ik dit niet toe aan parkinson. Dus ik ging pas in 2014 naar een neuroloog.

Mijn eerste neuroloog deed drie onderzoeken: MRI van het brein, bloedtesten en hersenscans. Mijn hersenscans waren niet zoals die van een gezond mens. Op dat moment kwam ik de video's van dr. Costantini tegen op het internet en las ik over het gebruik van hoge dosis thiamine HCl. Ik nam dit mee naar mijn huisarts die erg wijs is. Hij bekeek de video's en had snel door wat ze betekenden. Hij zei: "In jouw schoenen, met parkinson, zou ik zoiets als dit onmiddellijk proberen om te kijken of het werkt en doet wat het belooft, aangezien het geen grote bijwerkingen heeft, maar ga dan naar die neuroloog en volg op wat hij zegt". Hij gaf me 6 injecties met 100 mg thiamine HCl en vertelde me dat ik die twee keer per week moest nemen met de opmerking dat ik alert moest zijn op huiduitslag of allergische reacties. Ik had al een paar dagen orale thiamine genomen voordat ik naar de dokter ging, maar na de eerste injectie in de spieren begon de stijfheid te smelten en nog meer na de tweede injectie. Na de injecties is de winst het duidelijkst in de eerste weken, want dan komt je energie terug, je beweegt meer, je bent opgewekter en er komt een spiraal op gang waarbij een lichamelijke verbetering leidt tot een verbetering van je stemming.

Op advies van mijn huisarts belde ik Costantini. Tot mijn verbazing antwoordde hij persoonlijk en vroeg hij mij een afspraak met hem te maken in zijn praktijk, wat ik direct deed, en na een maand had ik een consult bij hem waarin hij een complete UPDRS-test met me deed en hij een korte video maakte die diende om vooruitgang te kunnen meten.

Dat was in september 2015 en vanaf dat moment neem ik bijna elke week twee of drie intramusculaire injecties met 100 mg thiamine HCl en ik heb geen andere bijwerkingen dan af en toe een beetje moeite en rusteloosheid 's avonds, maar dat is gauw opgelost door een paar injecties over te slaan. Een vaste dosis voor B1 heeft geen zin. Soms neem ik een week niks, soms voel ik dat ik drie injecties per week nodig heb. Het is iets wat je leert door gebruik. Ik regel het voor mezelf aan de hand van deze drie symptomen: vermoeidheid, onrust, weinig slaap. De basis dosering blijft 100 mg twee keer per week.

Dr. Costantini voegde levodopa toe aan mijn thiamine therapie en hij legde uit dat levodopa aanvullend en noodzakelijk is om de gereduceerde dopamine productie in de hersencellen te helpen die nog intact zijn na de ziekte. Overlevende hersencellen zijn deels gezond, deels afstervend en soms bijna verdwenen op geleidelijke basis. Thiamine helpt deze laatste twee categorieën op energetisch niveau en dit verklaart de verbeteringen, maar het is geen geneesmiddel. Dit is slechts een vereenvoudigde versie van wat hij me vertelde en hij maakte er ook een paar schetsen bij om het te verhelderen.

Zes jaar later ben ik 's nachts wat stijver en scoor ik wat meer punten op mijn UPDRS-score maar zodra ik met thiamine stop voel ik het verschil in spiersterkte en dan is de levodopa minder werkzaam en ik kan niet zonder de B1.

Ik heb dr. Costantini 4 keer in tweeëneenhalf jaar gezien. Hij was een excellente professional en kende de ziekte erg goed, zelfs zo goed dat hij onmiddellijk wist hoe jij eraan toe was. Hij behandelde je als een persoon die geholpen moest worden, niet als een lichaam dat behandeld moest worden. Dr. Costantini was erg positief en toen hij deze therapie had gevonden wilde hij het zo breed mogelijk bekend maken. Als een patiënt terugkwam en beter was, zoals ik, was hij heel gelukkig. Ik denk dat zijn basismotivatie een gevoel van plicht en hulp was. Ik kwam na elk bezoek bij hem terug met veel hoop en enthousiasme, er zeker van dat ik niet slechter zou worden en dat was ook zo, tenminste bijna. Een hartelijk dank aan dr. Costantini en zijn staf.

#14 Larry uit de VS schreef ...

Ik heb dr. Costantini ervaren als een zorgzame en geweldige mentor voor mijn B1-ervaring. Hij mailde me altijd binnen 4 tot 6 uur terug uit Italië. Het duurde ongeveer 4 á 5 weken voor de B1-therapie aansloeg. Toen dat gebeurde vroegen mijn kinderen "hoe ik mijn parkinson had genezen". Dat was 4 á 5 jaar geleden denk ik.

Ik heb de laatste tijd mijn B1-bestellingen niet gekregen en de tremor in mijn rechterhand is nu terug. Zodra de bevoorrading via Vita Cost is hersteld zou ik weer de oude moeten worden. Ik kan alleen maar capsules verdragen.

#15 Robert uit Frankrijk schreef ...

Mijn parkinson voelt een beetje raar. Het is alsof alle symptomen tegelijk kwamen opzetten na een aantal operaties aan mijn blaas. De artsen ontkennen dat er enig verband is, maar ik heb mijn twij-fels. Hoe dan ook, ik kreeg bijna alle symptomen die je je maar kunt bedenken - houding, pijnlijke spieren, schuifelen, verstard gezicht, isolatie in mijn kleine wereldje, trillende handen, moeite met praten, enzovoorts.

Ik ontdekte B1 en neem al 2 jaar lang 3 gram per dag. Wat een verandering! Ik weet natuurlijk dat ik parkinson heb, maar de verbeteringen zijn enorm.

Mijn Franse neuroloog gelooft niet dat het zo'n verschil kan maken zelfs nu mijn tests de laatste twee jaar geen enkele achteruitgang laten zien.

Ik ben naar Italië geweest om één van de leden van het team te ontmoeten dat dit B1-protocol heeft ontwikkeld en ik ben van plan er eens per jaar heen te gaan.

Mijn spraak is niet perfect (afhankelijk van het moment) maar als de situatie stabiel blijft ben ik blij.

#16 Alayne uit Frankrijk schreef ...

Ik kreeg de diagnose ziekte van Parkinson op 30 november 2015, 54 jaar oud, zonder waarschuwing; ik had geen noemenswaardige symptomen. Ik had een trage schildklier dus ik was zwaarder geworden, een beetje stijver en ik werd wat langzamer. (Ook klassieke parkinson blijkt). Ik werkte in de zorg en had cliënten met parkinson, dus ik had wel een idee wat het was, maar mijn cliënten waren allemaal achter in de zeventig en ouder en het was soms moeilijk te zeggen of ze daardoor langzaam werden of door parkinson.

Ik besloot om mijn leven en het hectische tempo te veranderen. Het was duidelijk dat ik moest stoppen met werken omdat ik zieker was dan veel van mijn cliënten die alleen maar oud waren en hulp nodig hadden met dagelijkse klussen. In september 2016 was ik verhuisd uit Londen, waar ik met mijn drie zoons woonde, en kocht ik een huis op het Franse platteland met een vakantiehuis erbij voor mijn inkomen. Mijn zoons bleven achter en ik woonde voor het eerst van mijn leven alleen. Het veranderde levenstempo bleek goed bij me te passen. In de 6 maanden voordat ik arriveerde, was ik al 14 kilo kwijt en was ik weer gaan hardlopen. Het plattelandsleven is erg fysiek; ik heb twee honden. Ik loop twee keer per dag, weer of geen weer, ik heb een grote tuin die onderhouden moet worden, ik verbouw mijn eigen groente en fruit, ik hak hout in de winter voor mijn houtkachels. In de zomermaanden heb ik een zwembad dat schoongemaakt moet worden etc. en ik zwem.

Ik kreeg binnen vijf minuten na mijn diagnose parkinsonmedicijnen voorgeschreven, maar ik besloot te wachten tot ik die nodig had. Ik begon met Azilect in april 2016 omdat mij werd verteld dat men geloofde dat het de hersenen zou beschermen. In mei 2018 had ik over dr. Costantini's werk met thiamine gelezen en had ik een paar van zijn video's gezien. Die maakten me aan het huilen. Om de verbeteringen te zien die die patiënten hadden bereikt was verbluffend.

Ik maakte video's van mezelf terwijl ik liep en praatte, als onderdeel van mijn onderzoek naar B1 om te kijken of het me zou helpen. Ik schreef mijn ongemakken/pijntjes/moeilijkheden in detail op zodat ik die terug kon lezen wanneer het nodig was en ik maakte regelmatig updates van mijn dagboek - die hiervoor heel nuttig bleken te zijn - zodat ik de verbeteringen kon beoordelen. Ik mailde met dr. Costantini en hij hielp me met de doseringen etc. Ik begon met twee keer per dag 500 mg met de bedoeling om tot twee keer 1500 mg per dag op te voeren - dit was de dosis die de dokter andere patiënten had voorgeschreven.

Ik werd onmiddellijk wat beter en dat was fantastisch. Dr. Costantini vertelde me zelfs dat ik mijn pokerface kwijt was toen ik hem nieuwe video's stuurde. Dat klopte en ik zag er jonger uit, wat een enorme opkikker voor me was. Maar het ging op en neer. Ik kon maar niet de juiste dosis vinden. Ik stopte dan een paar weken om te 'ontgiften'. Bij een herstart kon ik mijn lichaam voelen relaxen en losser worden, wat geweldig is nadat je zo lang zo stijf bent geweest, maar daarna ging ik weer langzaam op slot en werden mijn knieën "wiebelig" en wilden ze niet vast zitten. Ik kreeg ook enorme zweetaanvallen en een gevoel van "zonder brandstof komen te zitten".

Ik besloot om langer te detoxen en met een veel lagere dosering opnieuw te beginnen en het veel langzamer op te bouwen. Ik realiseerde me dat mijn dosis veel lager zou zijn dan 500 mg per dag. Het heeft me een jaar gekost, maar ik wist nu door de slechte reacties dat ik reageerde, dus ik moest gewoon de dosis aanpassen.

Ik heb nu al twee jaar een vaste dosis voor mezelf - ik neem 1000 mg per week verspreid over 5 dagen, dus dat is maandag t/m vrijdag 200 mg en zaterdag en zondag niets. Ik heb gemerkt dat de dagen zonder B1 net zo belangrijk zijn voor mij, want anders moet ik weer ontgiften. Ik heb een "fladderig" gevoel van binnen als ik een overdosis krijg en mijn triggerfinger komt terug als ik B1 nodig heb. Het is echt heel erg finetunen.

Ik durf te zeggen dat ik er nu beter voor sta dan de jaren hiervoor en dat is inclusief de tijd vóór de diagnose. Toen ik zwaarder was kon ik niet hardlopen en was mijn flexibiliteit verminderd. Nu ga ik naar yogales en ben ik in staat mijn lichaam te ontspannen door yoga en bewuste ademhaling, ren ik twee keer per week en heb ik opnieuw leren zwemmen. Toen ik hier aankwam kon ik mijn rechterarm niet boven mijn hoofd krijgen voor een borstcrawl, zo zwak was die. Ik ben al twee jaar niet gevallen (ik kan me mijn laatste val niet herinneren). Ik kan weer schrijven, niet mooi maar wel een stuk beter. Mijn rechterarm werkt goed en werkt mee met taken (wat geweldig is, want mijn linkerarm is ongecoördineerd). Ik kan ook door mijn keuken dansen. Ik voel mij sterker in mijn lichaam.

Ik ben traag, maar dat kan ook zijn omdat ik voorzichtig ben. Ik merk dat als ik probeer te multitasken dat ik dan fouten kan maken, dus heb ik de neiging precies te zijn en ben dus langzamer. Ik gebruik een wandelstok als ik boodschappen ga doen, maar dat is meer omdat mensen me afsnijden en ik kan mijn evenwicht verliezen als ik te snel stop. De wandelstok helpt me om zonder hapering te starten met lopen. Ik heb in juni 2019 madopar met gedoseerde afgifte toegevoegd aan mijn regime op aanwijzen van dr. Costantini en gebruik nog steeds 2 tabletten per dag. Mijn neuroloog wilde dat ik 3 per dag probeerde, maar dat was te veel, had negatieve invloed op mijn slaap en bracht de zweetaanvallen, misselijkheid en oververmoeidheid terug. Ik kon het derde tabletje moeiteloos laten staan. Mijn recept is nu al twee en een half jaar hetzelfde; dr. Costantini denkt dat B1 helpt om mijn medicatie laag te houden en dyskinesie te stoppen en ik bid dat dat zo is.

#17 Peggy uit Arizona schreef ...

Ik heb al drie jaar parkinson. Ik begon met levodopa, maar daar voelde ik me niet goed bij, dus ben ik gestopt. Ik besloot om naar alternatieve middelen te zoeken ik kwam terecht bij dr. Costantini's webpagina. Wat ik daar las sprak mij wel aan en ik besloot om de B1-therapie te proberen. Ik begon met 1 capsule van 500 mg per dag en bouwde dat op tot twee keer 500 mg per dag - één 's morgens en één 's middags. Het grootste voordeel dat ik voel is dat ik geen slopende vermoeidheid meer heb. Onlangs heb ik vanwege progressie van mijn vermoeidheid de dosering opgevoerd tot 2000 mg per dag - twee capsules 's morgens en twee 's middags -, en nu is mijn vermoeidheid weer weg. Het merk dat ik neem is Vitacost B1 HCl 500 mg in capsules.

#18 Roy uit de VS schreef ...

Ik kreeg in 2012 mijn diagnose. Vier jaar geleden begon ik met het innemen van 4 gram B1 per dag. De positieve verbeteringen vanaf die tijd - Ik heb geen bradykinesie (trage beweging) meer, ik kan mijn voedsel snijden met een mes, ik heb geen problemen met knopen, ik kan mijn tanden poetsen met een gewone tandenborstel en heb geen elektrische nodig, ik heb meer kracht. In en uit bed komen en omkeren is makkelijker. Ik heb geen constipatie meer. De progressie van parkinson is gestopt en B1 heeft de meeste motorische- en non-motorische symptomen onderdrukt. Ik ben nu aan mijn negende jaar sinds de diagnose begonnen en ben niet één keer gevallen sinds ik met B1 ben begonnen, tot verbazing van mijn neuroloog.

#19 MJ uit Nieuw Zeeland schreef ...

In juli 2020 kreeg ik de diagnose parkinson. Mijn symptomen waren toen vrij mild en zijn dat nog steeds. Mijn voornaamste symptomen zijn zichtbare tremor in mijn linkerbeen, bevriezen van mijn loopbeweging, stijfheid in de vingers van mijn linkerhand, vermoeidheid, mijn linkerarm zwaait niet en ik heb hersenmist.

In december 2020 begon ik met B1 en nam een week lang 30 mg en daarna voerde ik het een maand lang op tot 500 mg, toen vier maanden lang 1500 mg, een maand lang 2 gram en toen 2,5 gram omdat ik dystonie in mijn linkervoet kreeg en mijn tenen begonnen te krullen. De tremor in mijn linkerbeen is frequenter geworden sinds de diagnose, maar niet zo veel, dus dat kan een gevolg van overdosering B1 zijn. De hersenmist en het energieniveau zijn enorm verbeterd. De dystonie verbeterde niet bij 2,5 gram, dus ben ik een week gestopt en begon daarna weer met 1,5 gram en met Magtein. De dystonie was toen opgelost.

Ik neem nu al drie maanden 1,5 gram. Dat lijkt een goede dosis voor mij te zijn. De verbeteringen die ik ervaar zijn in hersenmist en energieniveau. Ik heb ook niet meer constant last van dystonie. Mijn loopbeweging bevriest nog wel, maar niet meer altijd zo duidelijk.

#20 Fabrice uit Canada schreef ...

Mijn moeder kreeg anderhalf jaar geleden de diagnose parkinson. De eerste symptomen waren traagheid, tremor aan de linkerkant, gevoelloosheid in het linkerbeen, depressie, geheugenproblemen enz. We probeerden eerst Mucuna maar dat kon ze niet verteren.

(Ze heeft ernstige gastritis gerelateerd aan B12 auto-immuundefici-
ëntie). Haar symptomen werden de eerste 6 maanden erger en
alleen bewegen leek te helpen. Ze kreeg toen Sinemet en de artsen
wilden Carbidopa toevoegen. Omdat mijn vader ernstige parkinson
had (hij overleed eerder dit jaar) wist ze dat ze het gebruik van
medicatie wilde beperken of zelfs weglaten, dus Sinemet verhogen
en Carbidopa nemen was niet wat ze wilde. Vitamine B1 HCl was
een doorbraak voor haar. We begonnen met 250 mg en voerden het
op, (verdubbelden elke 3-4 dagen min of meer) en keken elke keer
naar de symptomen. Nu neemt ze 1,75 tot 2,25 gram per dag en we
begonnen het effect echt te zien rond 1,5 gram. De B1 gaf haar haar
energie terug en had ook invloed op nogal wat meer van haar
symptomen.

#21 Padgett uit Texas VS schreef ...

Ik kreeg de diagnose toen ik 37 was. Ik ben nu 43. Er kwamen vier
neurologen aan te pas om uit te vinden wat ik had. Ze moesten
genetische testen doen omdat mijn MRI's allemaal normaal waren.
Ik neem 3 keer per dag anderhalf levodopa.

Ik begon met een maand lang 500 mg B1 te nemen en kon een klein
verschil merken in mijn rechterhand die bleef draaien. Toen ik mijn
dosis opvoerde naar 1000 mg per dag draaide mijn hand niet meer
zo erg en mijn voet hield op met in de vloer grijpen. Mijn arts wilde
me op meer medicatie zetten, maar dat wilde ik gewoon niet, dus nu
neem ik 1500 mg per dag en voel me fantastisch. Mijn moeder heeft
ernstige tremors, dus heb ik haar een maand lang op B1 gezet, 500
mg per dag. Daarna verhoogde ik haar dosis naar 1000 mg per dag
en ze trilt nu niet meer.

#22 Joyce uit Texas VS schreef ...

Ik kreeg de diagnose op 13-09-2021. Symptomen van traag bewegen, bevriezen, tremor in het linkerbeen, depressie, angst. Ik was een emotioneel wrak voordat ik begon met HDT-therapie. Ik probeerde de orale B1, maar dat verdroeg mijn maag niet. Gelukkig vond ik Daphnes bericht over de sublinguale vorm. Op dit moment neem ik 100 mg sublinguaal twee keer per dag. Het helpt mijn angst en depressie op afstand te houden. Het geeft me energie en kracht en het houdt ook mijn hersenen scherp en houdt hersenmist op afstand.

#23 Wanda uit Kentucky VS schreef ...

Ik kreeg 3,5 jaar geleden de diagnose en neem alleen maar B1. Ik had een half jaar geleden de testen, trek-duwtest, geheugentest etcetera, en deed het vrij goed. Ik heb alleen maar lichte tremor aan mijn linkerkant. Ik neem al een jaar 500 mg B1. De B1 houdt me absoluut weg van reguliere medicijnen.

#24 Keri uit Wisconsin VS schreef ...

Mijn man, die parkinson heeft, is net begonnen met 500 mg B1 bij het ontbijt. Hij kreeg vijf jaar geleden de diagnose parkinson. Tot nu toe gaat het goed met de B1. Zijn tremor is verminderd, zijn stem is sterker geworden, hij heeft meer energie, beweegt vlotter en heeft geen constipatie meer.

#25 Ikka uit Zweden schreef ...

Ik ben een 66-jarige man uit Stockholm in Zweden. Ik kreeg acht jaar geleden de diagnose. Mijn huidige medicatie is 600 mg Madopar, 200 mg Mucuna en 1 mg Rasagiline. Ik hoop dat ik deze hoeveelheid kan verminderen. Ik heb geen tremor, maar ik heb enige dyskinesie en vraag me af of dat vanwege een teveel aan levodopa medicatie is.

Ik gebruik nu al twee jaar B1 thiamine HCl. Mijn dosering is tussen 1 en 2 gram per dag. Meer dan dat lijkt me ongemakkelijk en nerveus te maken. Het is moeilijk te zeggen wat voor verbeteringen van symptomen het me geeft. Maar goed, ik gebruik al 2 jaar thiamine en heb geprobeerd de juiste dosering voor mezelf te vinden en was niet helemaal tevreden met het resultaat. Toen las ik Daphnes informatie over sublinguale B1. Ik heb het gekocht en neem nu sinds drie dagen 1 tablet (100 mg). Het verbaast me om te moeten zeggen dat ik nu al meer positief effect voel dan in de twee jaar dat ik orale B1 heb genomen. En ik denk niet dat dit verbeelding is of een placebo effect. Ik heb veel meer energie nu en voel me veel normaler in mijn lichaam. Ik heb het gevoel van "alle lichten op groen". De komende weken zullen heel interessant zijn.

#26 Rick uit Denemarken schreef ...

Ik kreeg de diagnose in 2012 en neem 3 keer per dag 100/25 levodopamedicatie per dag. Sinds Pasen gebruik ik B1 thiamine HCl en ik voerde de dosis langzaam op van 500 mg naar 3 gram per dag nu. Het resultaat is wisselend maar mijn neuroloog vindt dat mijn bewegingen enorm zijn verbeterd, hoewel de tremor hardnekkiger is om aan te pakken.

#27 Gail schreef ...

Jay kreeg de diagnose op 29-12-20 toen hij 69 was (minder dan een maand voor hij 70 werd). Hij woog ongeveer 78 kilo (geen grote man).

Mijn verontschuldigingen voor mijn aantekeningen van de eerste paar maanden; ze waren niet erg goed. Dit is mijn eerste aantekening: 15-02-21 Hoge dosis thiamine B1-therapie begonnen met 1000 mg bij het ontbijt en 500 mg bij de lunch. Hij had ENORM veel meer angst en tremor in het linkerbeen en de linkervoet.

We zetten de B1 therapie een paar weken stil. We begonnen opnieuw met een lagere dosis. Het spijt me dat alles vanaf hier een beetje onduidelijk wordt. Ik weet dat we lagere doseringen HCl probeerden en het lieten teruglopen naar twee keer per dag 500 mg en lager. (Ik hield het gewoon niet allemaal goed bij).

Jay nam B1-pauzes variërend van 5 dagen tot twee weken voordat hij op een lagere dosis opnieuw begon.

In maart gaven we Jay B1 thiamine mononitraat en daar hadden we goede resultaten mee. Maar tegen 14 april 2021 haalde ik Jay van de thiamine mononitraat af omdat het niet de voorkeurssoort B1 thiamine was en ik geen fouten wilde maken.

Op 17 april 2021 begon Jay met Now Brand B1 thiamine met slechts 25 mg bij het ontbijt en bij de lunch. We stopten dit omdat zelfs met zo'n lage dosis zijn angst en tremor sterk toenamen.

Op 5 mei 2021 begon Jay met BariMelts B1 thiamine, 12,5 mg twee keer per dag.

Op 8 mei besloten we dat Jay 5 keer 2 pillen per dag zou nemen (totaal 25 mg) en 2 dagen per week één pil (12,5 mg). Dat werkte niet, te veel angst en tremor. De rest van de maand zaten we wel en niet op B1 en probeerden we de juiste dosering en frequentie te vinden en dat leidde tot een schema van maandag, woensdag en vrijdag 12,5 mg; dinsdag en donderdag 25 mg en in de weekenden niets. Dit ging tot en met juni door. Op een bepaald moment probeerden we ook de sublinguale B1 thiamine maar dat was te sterk voor hem.

Op 13 juli 2021 startte Jay opnieuw met B1 thiamine mononitraat 25 mg twee keer per dag. In mijn aantekening van 14 juli staat dat we "enorm hebben gelachen tijdens onze wandeling en het ontbijt. Hij zei dat hij zich heel goed voelt tijdens onze ochtendwandelingen".

Dus in juli vonden we de juiste "soort" B1 en de juiste dosering voor hem.

Er zijn wel tegenstrijdige gedachten over thiamine mononitraat. Het is niet bepaald het voorkeurstype dat dr. Costantini zijn patiënten had voorgeschreven, maar was er echt een reden om deze soort niet voor te schrijven? Ik weet het niet. Ik "praatte" met deskundige mensen op het healthunlocked forum die me geholpen hebben hier doorheen te komen. Ik heb gelezen dat B1 thiamine mononitraat oplosbaar is in water maar op andere plekken staat dat dat niet zo is. Ik heb gelezen dat je een bepaalde hoeveelheid niet mag overschrijden. Het enige dat ik weet is dat deze vorm van B1 voor Jay werkt en als er een hoeveelheid is die niet mag worden overschreden, dan zit hij daar goed onder.

Ons schema voor het innemen van B1 thiamine mononitraat is 25 mg bij het ontbijt en bij de lunch en hij slaat één dag per week helemaal over. Af en toe slaat hij nog een dag over als we een drukke/gekke dag hebben. De 25 mg is bij benadering omdat ik de pillen in kwarten moet snijden, maar het werkt!!!

Nog één ding: Ik denk dat het ons 5 maanden heeft gekost om voor Jay de juiste dosis te vinden omdat hij nog maar pas de diagnose had gekregen en geen grote man is. Als iemand deze B1 mononitraat wil proberen, doe dan alsjeblieft zelf goed onderzoek en zorg ervoor dat het bij jou past.

#28 Jérôme uit Zwitserland schreef ...

Nadat ik de therapie al zoekend op het internet had gevonden, besloot ik het eens te proberen omdat mijn parkinsonsymptomen verergerden (constipatie, moeite met slikken, schuifelen met mijn voeten, vermoeidheid...). Dus ik begon in juni 2021 met thiamine-poeder bestellen (Prescribed for Life) uit de VS. Ik wilde het product heel graag gaan gebruiken omdat ik niet blij was met mijn traditionele medicatie (Requip). Ik had een kleine weegschaal gekocht en toen kon ik de therapie beginnen. De eerste twee weken van mijn behandeling nam ik 500 mg 's morgens vroeg voor het ontbijt; en toen, twee weken later nam ik een maand lang 500 mg 's morgens vroeg voor het ontbijt én na de lunch. Ik begon kleine veranderingen te zien maar niets bijzonders en daarom ging ik door met de therapie. Ik verhoogde daarom de dosis tot 1500 mg een maand lang en toen tot 2000 mg per dag, nog steeds in twee keer per dag en dat vier weken lang. In dat stadium voelde ik me niet goed en wist ik niet wat ik moest doen. Nadat ik erover had nagedacht stopte ik een week en begon daarna weer met 1000 mg. Ik had gewoon de vorige dosis gehalveerd. Tegen het eind van oktober voelde ik me ineens herboren aangezien ik normaal kon bewegen zonder traagheid en ik kon weer normaal slikken, kon de vingers van mijn linkerhand weer bewegen en mijn evenwicht was veel beter. Ik was heel blij. Toen besloot ik na een paar week B1 sublinguaal te proberen, want ik moest iets veranderen. Ik begon in november en ging door in december met één tablet van 100 mg per dag, maar de laatste tijd voel ik me niet zo goed en voel me angstig en loop ik niet best. Nu neem ik twee sublinguale tabletten om me beter te voelen. Is dat de oplossing? Ik weet het niet? Misschien kun je me helpen.

Opmerking van de auteur: Ik gaf Jérôme ter overweging dat hij meer last had van zijn symptomen omdat 1 tablet per dag een overdosis kon zijn en dat hij de dosering niet zou moeten verhogen maar verlagen naar 5 of 6 tabletten per week. Hij zou eerst wel een pauze moeten nemen om de overdosis B1 uit zijn systeem te krijgen.

#29 Anne uit de VS schreef ...

Een paar maanden geleden begon ik met de inname van thiamine HCl supplementen. Ik begon met 500 mg per dag en na zes weken ging ik naar 1000 mg per dag en na nog eens zes weken neem ik nu 1500 mg per dag. Vandaag had ik mijn jaarlijkse afspraak bij de neuroloog en die zei dat mijn scores waren verbeterd sinds vorig jaar. Mijn vermoeidheid is aanzienlijk minder erg en ik heb ook niet meer zoveel last van angststoornis. Ik ben spraakzamer en opgewekter. Ik lach meer. Mijn tremor is minder erg, de spierspanning is verminderd en ik speel soepeler piano.

#30 Ashe uit het Verenigd Koninkrijk/Moeder uit Australië
schreef ...

Ik woon in het Verenigd Koninkrijk en mijn moeder in Australië. Vanwege Covid kon ik sinds oktober 2019 niet naar huis, dus al mijn observaties zijn gebaseerd op onze dagelijkse telefoontjes. Mijn moeder kreeg vroeg in 2021 de diagnose na een jaar met mysterieuze ziekte die foutief gediagnosticeerd werd als angststoornis.

Toen we eenmaal het woord 'parkinson' hadden konden we gaan zoeken naar antwoorden.

Ik hoorde over B1 en bekeek de video's van dr. Costantini en begon met mijn moeder te praten over wat ik leerde. Mijn moeder wilde gelukkig proberen 250 mg B1 HCl te nemen en na een tijdje verhoogden we het tot 1000 mg. We hebben 700 en 800 mg geprobeerd en tot nu toe zijn we terecht gekomen op 500 mg. Dat is waarbij mijn moeder voelt dat ze minder vermoeid is, meer energie heeft en weinig inwendige tremor.

Mijn moeders symptomen hielden onder andere in dat ze een enorme drang had om haar linkerhand of arm af te hakken en ze was ernstig vermoeid. Ze ging dan liggen om ontspanningsoefeningen te doen en hoewel die hielpen duurde het wel 45 minuten om weer een beetje normaal te worden. Met de B1 voelt ze bijna nooit inwendige tremor en wil ze zéker geen ledematen afsnijden. Dit is een enorme verandering. Ook heeft ze geen echte vermoeidheid meer en heeft ze nu weer een actief leven.

5. Tenslotte.

Hoge dosis thiamine is een therapie met enorme voordelen. Zoals we uit gepubliceerd onderzoek hebben gezien en uit de vele anekdotische verhalen, heeft het bij velen de symptomen van parkinson met wel 70% verbeterd en kan het op zijn minst progressie vertragen, zo niet stoppen. Het verbetert ook symptomen in welk stadium van de ziekte men ook is. Het is goedkoop (mijn tabletten kosten 8 pond/10 euro per jaar), kan gemakkelijk verkregen worden in verschillende vormen en is veilig te gebruiken.

Er is echter één aspect van de therapie dat wat moeilijkheden oplevert. Als de dosering te laag is zal er geen verbetering optreden, maar als de dosering te hoog is kan het daarentegen de symptomen tijdelijk verergeren. In hoofdstuk 3 heb ik zo duidelijk en gedetailleerd mogelijk beschreven hoe men het protocol moet uitvoeren en in het bijzonder hoe men overdosering kan herkennen, maar ik weet uit persoonlijke ervaring dat het moeilijk is je eigen situatie objectief genoeg te bekijken om altijd de juiste beslissingen te nemen over de vraag of een dosis moet worden verhoogd of verlaagd. In toekomstig onderzoek worden misschien aspecten ontdekt die helpen om de juiste dosering te voorspellen.

Op dit moment proberen veel parkinsonpatiënten op eigen initiatief de hoge dosis thiamine, aangezien het moeilijk, zo niet onmogelijk is om een gezondheidsexpert te vinden die ervaring heeft met de therapie. Om een nieuwe behandeling door de medische wereld te doen aanvaarden, moet een rigoureus, dubbelblind, placebo-gecontroleerd onderzoek worden uitgevoerd dat de hypothese ondersteunt. Het Italiaanse team dat het beschikbare onderzoek naar thiamine en parkinson leverde, heeft zo'n studie gepland maar is er tot nu toe niet in geslaagd de nodige financiële middelen bijeen te krijgen om het uit te voeren. Het is dringend noodzakelijk dat deze financiering wordt gevonden en dat neurologen, artsen en parkinson-verpleegkundigen bekend worden met deze therapie. Veel mensen zullen de diagnose parkinson hebben gekregen terwijl u dit boek aan het lezen was en met een ziekte te maken krijgen die er hun verdere leven lang zal zijn en waarvoor geen medicatie is die de oorzaak kan aanpakken of zelfs de progressie kan vertragen. Als aanvullende behandeling biedt hoge dosis thiamine veel dat het leven gemakkelijker kan maken voor die mensen. De studie moet worden gefinancierd, zodat de geneesmiddelenautoriteiten de therapie zullen goedkeuren en vertrouwde medische kanalen toezicht kunnen houden op het juiste gebruik van de therapie.

Als u voelt dat u een dergelijk research onderzoek financieel wilt ondersteunen, ga dan naar gofundme.

Appendices

Symptoomverbeteringen bij gebruik van B1

Leden van het parkinson-forum 'Cure Parkinson's' op https://healthunlocked.com/cure-parkinsons, die de B1-therapie gebruikten, werd gevraagd om een lijst te maken van elke verbetering die ze merkten. Dit is een aantal van de genoemde symptoomverbeteringen, onderverdeeld in rubrieken.

Niet-motorische symptomen:

<u>Gemoedsgesteldheid:</u>

Angst verminderd of verdwenen

Depressie verminderd of verdwenen

Hoop op de toekomst verbeterd

Frustratie verminderd

Stemming verbeterd en stemmingswisselingen verminderd

Bereidheid tot socialiseren terug

Hopeloosheid teruggedrongen

Apathie teruggedrongen of verdwenen

<u>Cognitief vermogen:</u>

Hersenmist, focus, helderheid van geest tot 100% verbeterd

Verbeterde concentratie

Verbeterd geheugen

Terugkeer van verdwenen creativiteit

<u>Reukvermogen:</u>

Reuk- en smaakvermogen terug

<u>Slaap:</u>

Verbeterde slaap zowel in lengte als in kwaliteit

<u>Lichamelijke functies:</u>

Verbeteringen in het darmstelsel

Urine-incontinentie en aandrang gereduceerd, soms tot nul

Constipatie aanzienlijk gereduceerd of verdwenen

<u>Vermoeidheid:</u>

Verminderde vermoeidheid, meer energie, verbeterd uithoudings-vermogen

De mogelijkheid om dingen te doen na het werk in plaats van direct naar bed te moeten

Sneller herstel na zware trainingen en aerobics oefeningen

<u>Pijn:</u>

Pijn in alle gebieden, nek, rug, armen, benen, voeten etc. verminderd of verdwenen

Motorische symptomen:

<u>Lopen:</u>

Beter lopen, armzwaai terug en minder schuifelen

Vermogen om zonder wandelstok te lopen

Loopsnelheid verhoogd met stabiliteit en vermogen grotere afstanden te lopen

Benen sterker geworden

Slepen met de voeten en benen verminderd

Kon niet lopen maar kan nu wél lopen

Voorovergebogen houding verminderd

<u>Houdingsinstabiliteit:</u>

Evenwicht en stabiliteit enorm verbeterd

Verbeteringen in de duwtest met een snellere evenwichtsreactie

Niet langer de noodzaak iets vast te grijpen om evenwicht te bewaren

<u>Handen:</u>

Handschrift, typen, gebruik van de muis sneller geworden

Handen gebruiken om dingen te doen die voorheen niet mogelijk waren

Gemakkelijker om met de vingers te knippen

In de handen klappen weer mogelijk

Sterkere handen

<u>Bewegen in het algemeen:</u>

Bradykinesie/traagheid verminderd of verdwenen

Soepeler in bewegingen

Gemakkelijker omkeren in bed

In en uit bed stappen gemakkelijker geworden

Kan uit zittende positie zonder hulp en gemakkelijk opstaan

Gewoon weer kunnen traplopen

Verstarring verminderd of verdwenen

Verbeterde coördinatie

<u>Stijfheid:</u>

Verminderde stijfheid

Weer breed kunnen glimlachen

Gemaskerd gezicht genormaliseerd

Met meer gemak kunnen sporten

Dystonie verminderd of verdwenen

Krullen van tenen verminderd

<u>Tremor:</u>

Tremor van handen, armen, benen, vingers, tenen, hoofd, mond en kaak gereduceerd, soms tot nul

Stuiptrekkingen verminderd of verdwenen

Dyskinesie tot nul gereduceerd

<u>Stem en slikken:</u>

Verbeterd stemvolume, betere stemklank en helderheid

Verbeterd slikvermogen en zelfvertrouwen

Kwijlen verminderd of verdwenen

<u>Overig:</u>

Hallucinaties verminderd of verdwenen

Spierkrampen verminderd

<u>Algemeen:</u>

Aanzienlijke vertraging of stopzetting van het ziekteproces

Meer "aan-tijd" en minder "uit-tijd"

Verbetering tot een toestand die beter is dan bij de oorspronkelijke diagnose

In staat zijn door te gaan met werken in plaats van gedwongen worden te stoppen

Vermindering van ontstekingen

Een algemeen gevoel van welzijn

Gereduceerde dosering parkinsonmedicijnen

Het gevoel een toekomst te hebben om naar uit te kijken in plaats van afnemende gezondheid en capaciteiten

Het vermogen om soms te vergeten dat je parkinson hebt

Referenties.

Bager P, Hvas C L, Rud C L, Dahleerup J F. (2021) Randomised clinical trial: high-dose oral thiamine versus placebo for chronic fatigue in patients with quiescent inflammatory bowel disease. *Aliment Pharmacol Ther* 2021,53(1);79-86. Doi;10.1111/apt.16166

Baker H, Frank O, Jaslow S P. (1980) Oral versus intramuscular vitamin supplementation for hypovitaminosis in the elderly. *J Am Geriatr Soc* 28 (1); 42-45

Baum R A, Iber F L. (1984) Thiamine - the interaction of aging, alcoholism, and malabsorption in various populations. *World Rev Nutr Diet,* 44;85-116

Brandis K A, Homes I F, England S J, Sharm N, Kukreja L, DebBurman S K. (2006) Alpha-synuclein fission yeast model: concentration-dependent aggregation without plasma membrane localization or toxicity. *J Mol Neurosci* 2006;28;179-191

84   Referenties.

Costantini A, Pala M I, Compagnoni L, Colangeli M. (2013) Case report: High-dose thiamine as initial treatment for Parkinson's disease. *BMJ Case Reports*. Published online Aug 28 2013. Doi 10.1136/bcr-2013-009289

Costantini A, Pala M I, Colangeli M, Savelli S, (2013 A). Thiamine and spinocerebellar ataxia type 2. *BMJ Case reports.* Doi.org/10.1136/bcr-2012-007302

Costantini A, Giorgi R, D'Agostino S, Pala M I. (2013 B). High Dose Thiamine improves the symptoms of Friedreich's ataxia, *BMJ Case Reports* doi.org/10.1136/bcr-2013-009424

Costantini A, Nappo A, Pala M I, Zapppone A, (2013 C). High Dose Thiamine improves fatigue in multiple sclerosis. *BMJ Case Rep.* 2013:bcr2013009144. Doi: 10/1136-2013-009144

Costantini A, Pala M I. (2013 D). Thiamine and fatigue in inflammatory bowel diseases. An open-label pilot study. *Journal of Alternative and Complementary Medicine*, vol 19 no 8 pp 704-708.

Costantini A, Pala M I, Tundo S, Matteucci P. (2013 E) High Dose Thiamine improves the symptoms of fibromyalgia. *BMJ Case Rep.* doi:10.1136/bcr-2013-009019

Costantini A, Pala M I, Catalano M L, Notarangelo C, Careddu P. (2014 A) High Dose Thiamine improves fatigue after stroke: a report of three cases. *Journal of alternative and complementary medicine* vol 20, no 9, pp 683-685.

Costantini A, Pala M I. (2014 B) Thiamine and Hashimoto's thyroiditis. A report of three cases. *Journal of alternative and complementary medicine* vol 20, no 3, pp 208-211.

Costantini A, Pala M I, Grossi E, Mondonico S, Cardelli L E, Jenner C, Proietti S, Colangeli M, Fancellu R. (2015) Long-term treatment with High Dose Thiamine in Parkinson's Disease: An open-label pilot study. *The Journal of Alternative and Complementary Medicine.* Vol 21. Number 1222, 2015, pp 740-747 Doi. 10.1089/acm.2014.0353

Costantini A, Trevi E, Pala M I, Fancellu R. (2016 A) Thiamine and dystonia 16, *BMJ case reports*, 2016;bcr-2016-216721 doi: 10.1136/bcr-2016-216721

Costantini A, Trevi E, Pala M I, Fancellu R. (2016 B). Can long-term thiamine treatment improve the clinical outcomes of myotonic dystrophy type 1? *Neural Regeneration Research*, vol 11, no 9, pp 1487-1491

Costantini A, Laureti T, Pala M I, Colangeli M, Cavalieri S, Pozzi E, Brusco A, Salvarani S, Serrati C, Fancellu R. (2016 C). Long-term treatment with thiamine as possible medical therapy for Friedreich ataxia. *J Neurol* 263 no11:pp 2170-2178

Costantini A, Tiberi M, Zarletti G, Pala M I, Trevi E. (2018 A) Oral High Dose Thiamine improves the symptoms of chronic cluster headache. *Case reports in Neurological Medicine* Article ID 3901619 doi.org/10.1155/2018/3901619

Costantini A. (2018 B). High Dose Thiamine and essential tremor. *BMJ Case Reports* vol 2018;bcr2017223945. Doi 10.1136/bcr-2017-223945

86   Referenties.

Goedert M (2001). Alpha-synuclein and neurodegenerative diseases. *Nat Rev Neurosci* 2(7);492-501. Doi.10.1038/35081564

Gold M, Hauser R A, Chen M F. (1998). Plasma thiamine deficiency associated with Alzeimer's disease but not Parkinson's disease. *Metab Brain Dis.* 13;43-53.

Jhala S S, Hazell A S. (2011) Modelling neurodegenerative disease pathophysiology in thiamine deficiency: consequences of impaired oxidative metabolism. *Neurochem Int* 2011;2013,248-260

Jimenez-Jimenez F J, Molina J A, Hermanz A et al. (1999) Cerebrospinal fluid levels of thiamine in patients with Parkinson's disease. *Neuosci Lett* 271;33-36

Kordower J H, Olanow C W, Dodiya H B, Chu Y, Beach T G, Adler C H, Halliday G M, Bartus R T. (2013) Disease duration and the integrity of the nigrostriatal system in Parkinson's disease. *Brain Volume* 136 Issue 8, 2419-2431. //doi.org/10.1093/brain/awt192

Lonsdale D (2006) A review of the biochemistry, metabolism and clinical benefits of thiamine and its derivatives. *eCAM* 2006,3(1)49-59. Doi:10.1093/ecam/nek009

Lonsdale D (2021) www.hormonesmatter.com/high-dose-thiamine-parkinsons-disease/

Lu'o'ng Kv, Nguyen L T. (2012) Thiamine and Parkinson's disease. *J Neurol Sci* 316;1-8

Lu'o'ng Kv, Nguyen L T. (2012) The beneficial role of thiamine in Parkinson Disease: preliminary report. *J Neurol Res* 2:211-214

Lu'o'ng Kv, Nguyen L T. (2013) The beneficial role of thiamine in Parkinson Disease. *CNS Neurosci Ther* 19(7); 461-468. Doi: 10.1111/cns.12078

Meador K, Loring D, Nichols M, Zamrini E, Rivner M, Posas H, Thompson E, Moore E. (1993). Preliminary findings of High Dose Thiamine in dementia of Alzeimer's type. *J Geriatr Psychiatry Neurol.* Oct-Dec;6(4);222-229 doi; 10.1177/089198879300600408.

Merkin-Zaborsky H, Ifergane G, Frisher S, Valdman S, Herishanu Y, Wirguin I. (2001) Thiamine-responsive acute neurological disorders in nonalcoholic patients. *Eur Neurol* 45;34-37.

Mizuno Y, Matuda S, Yoshino H et al (1994). An immunohistochemical study on alpha-ketoglutarate dehydrogenase complex in Parkinson's disease. *Ann Neurol* 35:204-210

Onodera K, (1987). Effects of decarboxylase inhibitors on muricidal suppression by L-dopa in thiamine deficient rats. *Arch Int Pharmacodyn Ther* 285;263-276

Parkinson J. (1817) An essay on the shaking palsy. *J Neuropsychiatry Clin Neuroscience* 2002, 14:223-236. Discussion 2.

Pfeiffer R F. (2003) Gastrointestinal dysfunction in Parkinson's disease. *Lancet Neurol* 2 (2);107-116

88   Referenties.

Poewe W, Antonini A, Zijlmans J C, Burkhard P R, Vingerhoets F. (2010). Levadopa in the treatment of Parkinson's disease: an old drug is still going strong. *Clin Interv Aging,* Sept 7;5:229-238. //doi:10.2147/cia.s6456.

Sjoquist B, Johnson H A, Neri A, Linden S. (1988) The influence of thiamine deficiency and ethanol on rat brain catecholamines. *Drug Alcohol Depend* 22;167-193.

Smithline H A, Donnino M, Greenblatt D J, (2012) Pharmacokinetics of high dose oral thiamine hydrochloride in healthy subjects. *BMC Clin Pharmacol* 2012;12:4

Afkortingen

HCl - hydrochloride

HDT - High Dose Thiamine

FSS - Fatigue Severity Scale

UPDRS - Unified Parkinson's Disease Rating Scale

Nuttige websites en adressen.

De officiële website voor dr. Antonio Costantini's research:

https://highdosethiamine.org/

De Unified Parkinson's Disease Rating Scale:

https://www.movementdisorders.org/MDS-Files1/PDFs/Rating-Scales/MDS-UPDRS_English_FINAL.pdf

https://www.mdapp.co/unified-parkinson-s-disease-rating-scale-updrs-calculator-523/

Sublinguale B1 verkrijgbaar bij:

https://www.pureformulas.com/no-shot-b-1-100-mg-100-dissolvable-tablets-by-superior-source

gofundme:

https://www.gofundme.com/f/high-dose-thiamine-protocol

Thiamine injecties verkrijgbaar bij:

homoempatia.eu Versandapotheke
Die Kosmos Apotheke Reform Inhaber Sükrü Aydogan e.Kfm.
Reinhard-Mannesmann-Weg 3
39116 Magdeburg
Fax: +4939172767729
E-Mail:service@homoempatia.eu

Dankwoord

Mijn eerste dank gaat uit naar mijn echtgenoot, David, die mij de laatste zes maanden weinig heeft gezien en zo vriendelijk was het boek voor mij te herlezen.

Ik wil ook Marco Colangeli en dr. Roberto Fancellu bedanken, naaste collega's van dr. Costantini, die dit project hebben gesteund en informatie hebben verstrekt wanneer dat nodig was. Zij zijn zo vriendelijk geweest om te controleren of de informatie die ik heb geschreven en de adviezen die ik heb gegeven in overeenstemming zijn met de praktijk van dr. Costantini. Mijn dank gaat ook uit naar Marco voor het schrijven van het voorwoord van het boek.

Ik wil ook Aaltje Braakman bedanken voor het vertalen van het boek voor de Nederlandse editie.

Mijn dank gaat uit naar de vele B1-gebruikers die hun verhaal hebben aangeboden om verdere informatie te geven over het succesvolle gebruik van B1 voor parkinson.

Tenslotte gaat mijn dank uit naar Duncan Swindells van *Ex Libris Digital Press* die onvermoeibaar heeft meegewerkt aan de voorbereiding van mijn manuscript voor publicatie.

Over de schrijfster

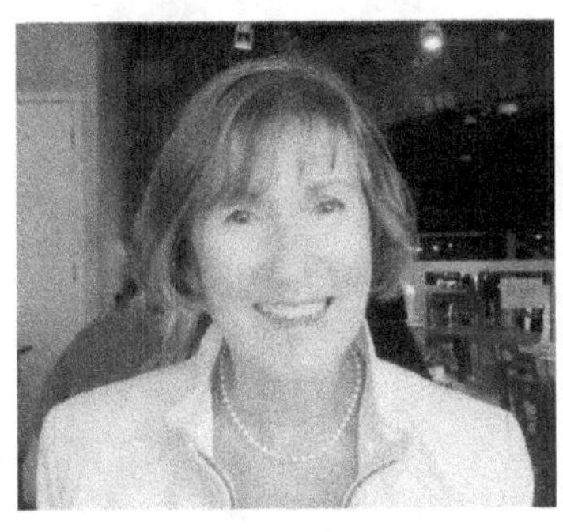

Daphne Bryan werd geboren in Hampshire in 1948. Ze studeerde piano en zang aan het conservatorium en heeft haar hele leven lesgegeven. In haar 50-er jaren behaalde ze een MA en PhD in muziekpsychologie aan de universiteit van Sheffield. In 2010 werd bij haar de ziekte van Parkinson geconstateerd en sindsdien doet ze onderzoek naar manieren om gezond te blijven. In haar eerste boek onderzocht ze hoe muziek kan helpen bij de symptomen van parkinson. Dit tweede boek bespreekt een therapie die haar in staat heeft gesteld een volwaardig en actief leven te blijven leiden. Ze woont nu in een dorpje bij de Trossachs in Stirlingshire, Schotland met haar man en twee kippen, Winnie en Pooh.

Music as medicine particularly in Parkinson's

Daphnes eerste boek werd gepubliceerd in 2020 en is momenteel beschikbaar op Amazon waar het bijna alleen maar vijfsterren beoordelingen krijgt.

"Dit is een goed gedocumenteerd en zeer goed opgebouwd boek dat gemakkelijk te lezen is en zeer informatief is."